K. Jagadeeswara Reddy
Maggie Jo Alex
Alex Thomas

Regulamentos para medicamentos à base de plantas - a nível mundial

K. Jagadeeswara Reddy
Maggie Jo Alex
Alex Thomas

Regulamentos para medicamentos à base de plantas - a nível mundial

Um foco nos regulamentos actuais e nos seus requisitos

ScienciaScripts

Imprint

Cover image: www.ingimage.com

This book is a translation from the original published under ISBN 978-613-4-90041-6.

Publisher:
Sciencia Scripts
is a trademark of
Dodo Books Indian Ocean Ltd. and OmniScriptum S.R.L publishing group

120 High Road, East Finchley, London, N2 9ED, United Kingdom
Str. Armeneasca 28/1, office 1, Chisinau MD-2012, Republic of Moldova, Europe
Printed at: see last page
ISBN: 978-620-8-08462-2

Índice

Capítulo 01

Prevalência de medicamentos à base de plantas

Foram encontrados pólenes de pelo menos seis plantas medicinais num local de enterro do Neandertal com uma idade estimada em pelo menos 60 000 anos **(Soleck & Shanidar, 1975).** A planta medicinal cultivada mais antiga do mundo é a erva chinesa Ma Huang ou efedra, cultivada há mais de 5000 anos na China para o tratamento de doenças respiratórias, incluindo a asma **(Stein & Oz, 2004).** Uma análise das fontes de novos medicamentos de 1981 a 2007 revela que quase metade dos medicamentos aprovados desde 1994 se baseavam em produtos naturais. Durante os anos 2005-2007, foram aprovados 13 medicamentos relacionados com produtos naturais **(Harvey, 2008).** Estima-se que mais de 60% dos actuais medicamentos anticancerígenos e anti-hipertensivos são de origem vegetal **(Cragg & Newman, 2005; Newman et al., 2003).**

De acordo com a Organização Mundial de Saúde (OMS), mais de 80% da população mundial depende de medicamentos tradicionais, na sua maioria à base de plantas, como principal fonte de cuidados de saúde **(Farnsworth et al., 1985).** A Ásia domina como o maior mercado de medicamentos à base de plantas, com cerca de quarenta por cento da quota; a Europa segue-se com trinta e cinco por cento e a América do Norte representa cerca de dezassete por cento **(Li, 2002).**

O recente ressurgimento do interesse público pelos remédios à base de plantas tem sido atribuído a vários factores, alguns dos quais incluem: ■ Várias alegações sobre a eficácia dos medicamentos à base de plantas

■ Preferência dos consumidores pelas terapias naturais e um maior interesse pelas medicinas alternativas

■ Crença errónea de que os produtos à base de plantas são superiores aos produtos manufacturados

■ Insatisfação com os resultados do sistema de saúde moderno e a crença de que os medicamentos à base de plantas podem ser eficazes no tratamento de determinadas doenças em que as terapias e os medicamentos convencionais se revelaram ineficazes ou inadequados

- Custo elevado e efeitos secundários da maioria dos medicamentos modernos
- Melhorias na qualidade, eficácia e segurança dos medicamentos à base de plantas com o desenvolvimento da ciência e da tecnologia
- A convicção dos doentes de que os seus médicos não identificaram corretamente o problema; daí o sentimento de que os remédios à base de plantas são outra opção
- Um movimento em direção à auto-medicação **(Bandaranayake, 2006).**

Rede Internacional de Cooperação Regulamentar para Medicamentos à Base de Plantas (IRCH)

Nos últimos anos, tem-se dado uma maior atenção à colaboração regional e internacional na regulamentação dos medicamentos. Os medicamentos à base de plantas tornaram-se um tema de workshop específico nas reuniões da Conferência Internacional das Autoridades Reguladoras dos Medicamentos (ICDRA) desde 1986. No sector das T&CM (?), as autoridades reguladoras nacionais responsáveis pela regulamentação dos medicamentos à base de plantas reúnem-se anualmente desde 2006 no âmbito da rede reguladora global da Cooperação Reguladora Internacional em matéria de Medicamentos à Base de Plantas (IRCH) **(Anonymous, 2013a).**

Definições relacionadas com a Fitoterapia desenvolvidas pela OMS para fins regulamentares (Anónimo, 2016f).

Ervas aromáticas (Anónimo, 2000a).

As ervas aromáticas incluem material vegetal em bruto, como folhas, flores, frutos, sementes, caules, cerne, casca, raízes, rizomas ou outras partes de plantas, que podem ser inteiras, fragmentadas ou em pó.

Planta medicinal (Anónimo, 2006a).

Uma planta medicinal é uma planta que cresce em estado selvagem ou é cultivada e é utilizada para fins medicinais.

Materiais à base de plantas (Anónimo, 2000a)

Os materiais à base de plantas são plantas inteiras ou partes de plantas medicinais na sua forma bruta. Incluem ervas, sumos frescos, gomas, óleos fixos, óleos essenciais, resinas e pós secos. Nalguns países, estes materiais podem ser processados através de procedimentos como a vaporização, a torrefação ou a cozedura com mel, bebidas alcoólicas ou outros materiais.

Preparações à base de plantas (Anónimo, 2000a)

As preparações à base de plantas são a base para os produtos acabados à base de plantas e podem incluir materiais à base de plantas triturados ou em pó, ou extractos, tinturas e óleos gordos, sumos expressos e exsudados processados de materiais à base de plantas. São produzidos com a ajuda de extração, destilação, expressão, fracionamento, purificação, concentração, fermentação ou outros processos físicos ou biológicos. Incluem também preparações feitas por imersão ou aquecimento de materiais à base de plantas em bebidas alcoólicas e/ou mel, ou noutros materiais.

Produtos acabados à base de plantas ou medicamentos à base de plantas (Anónimo, 2000a)

Trata-se de medicamentos que contêm como substâncias activas exclusivamente medicamentos à base de plantas ou preparações de medicamentos à base de plantas. Podem consistir em preparações à base de plantas feitas a partir de uma ou mais ervas. Se for utilizada mais do que uma erva, pode também ser utilizado o termo produto misto à base de plantas. Podem conter excipientes para além dos ingredientes activos. Em alguns países, os medicamentos à base de plantas podem conter, por tradição, ingredientes activos naturais orgânicos ou inorgânicos, que não são de origem vegetal (por exemplo, materiais de origem animal e materiais minerais). Contudo, de um modo geral, os produtos acabados ou mistos aos quais são adicionadas substâncias activas quimicamente definidas, incluindo compostos sintéticos ou constituintes isolados de materiais à base de plantas, não são considerados medicamentos à base de plantas.

Fitoterapia (Anónimo, 2016f).

Os medicamentos à base de plantas incluem ervas, preparações à base de plantas e produtos acabados à base de plantas, que contêm como ingredientes activos , partes de plantas ou as suas combinações.

Medicina tradicional (MT): (Anónimo, 2016f).

A medicina tradicional tem uma longa história. É a soma total dos conhecimentos, competências e práticas baseadas em teorias, crenças e experiências indígenas de diferentes culturas, explicáveis ou não, utilizadas na manutenção da saúde, bem como na prevenção, diagnóstico, melhoria ou tratamento de doenças físicas e mentais.

Medicina complementar (MC): (Anónimo, 2016f).

Os termos "medicina complementar" ou "medicina alternativa" referem-se a um conjunto alargado de práticas de cuidados de saúde que não fazem parte da tradição ou da medicina convencional de um país e que não estão totalmente integradas no sistema de cuidados de saúde dominante. Nalguns países, são utilizadas indistintamente da medicina tradicional.

Capítulo 02

Situação regulamentar dos medicamentos à base de plantas a nível mundial

Estatuto regulamentar dos medicamentos à base de plantas a nível mundial (Anónimo, 2005)

País	**Existe uma sede nacional?**	**A medicina herbal está regulamentada?**	**Estatuto regulamentar dos medicamentos à base de plantas**	**Alegações legalmente autorizadas**	**Existe um sistema de registo para os produtos à base de**
A LFRICANOi REGIÃO					
Angola	Sim	Não	-	Não	-
Benim	Sim	Não	-	M, H, N, S, F	Não
Botsuana	-	Não	-	-	-
Burquina Faso	Sim	Sim	OTC, DS	M,N	-
Burundi	Sim	Não	OTC, SF	Não	Não
Camarões	Sim	Sim	PM, OTC, SF	H	Sim
Cent. Rep. Africana	Sim	Não	-	Não	-
Chade	Sim	Não	-	Não	-
Comores	Sim	Não	OTC	Não	Não
Congo	Sim	Não	Não	Não	Não
Costa do Marfim	Sim	Não	Não	Não	Não
República Democrática do Congo	Sim	Sim	PM, OTC	M, H, N, S, F	Sim
Guiné Equatorial	Sim	Sim	PM, OTC	M, H, N, S, F	Não
Etiópia	Sim	Não	Não	M	Não
Gabão	Sim	Não	Não	Não	Não
Gâmbia	Sim	Não	Não	Não	Não
Gana	Sim	Sim	OTC	M, H, N, S, F	Sim
Guiné	Sim	-	PM, OTC	Não	Não
Guiné-Bissau	Não	Não	-	Não	Não

Quénia	Não	Não	-	NA	Não
Madagáscar	Sim	Não	-	M, H, N, S	Não
Malawi	Não	Sim	-	S, F	Não
Mali	Sim	Sim	OTC	M	Não
Mauritânia	Não	Não	Não	Não	Não
Moçambique	Sim	Não	Não	Não	Não
Níger	Sim	Sim	OTC, DS, FF, SM	Não	Sim
Nigéria	Sim	Sim	DS, HF, FF, IRC	H, N, S, F	-
Ruanda	Não	Não	Não	M	-
São Tomé e Príncipe	Não	Não	-	-	Não
Senegal	Não	Não	-	M	Não
Seychelles	Não	Não	-	-	Não
Serra Leoa	-	Não	-	Não	Sim
África do Sul	Sim	Não	Não	N	Não
Togo	Não	Sim	OTC, SM	MH	Não
Rep. Unida da Tanzânia	Sim	Não	Não	NÃO	Não
Uganda	Não	Sim	Não	H, M, N, C	Sim
Zâmbia	Sim	Não	Não	M,H, N, S, F	Não
REGIÕES DA AMÉRICA					
Antígua e Barbuda	Não	Não	Não	Não	Não
Argentina	Sim	Sim	PM, OTC, DS	M	Sim
Bolívia	Não	Sim	OTC	M	Sim
Brasil	Não	Sim	PM, FF, C, PB, BA	M	Sim
Canadá	Sim	Sim	OTC, SM, DS, NH	M, N, S, F	Sim
Chile	Sim	Sim	OTC, DS	M, H	Não
Colômbia	Não	Sim	OTC, IRC	Não	Sim
Costarica	Sim	Sim	Não	M, N, S, F, H	Sim
Domnica	Não	Não	Não	Não	Não
República Dominicana	Sim	Sim	OTC, SM, DS	M, H, N, S, F	Sim
Equador	Não		PM, OTC, SM, DS, HF,C	M, H	Não
El Salvador	Não	Sim	PM, OTC	M, H, N	Sim
Guatemala	Sim	Sim	PM, OTC	M, H, F	Sim
Jamaica	Sim	Não	-	M, H, N, S, F	Sim
			PM, OTC, DS, DS,		

México	Sim	Sim	HF, FF	M, H, S, F	Sim
Nicarágua	Não	Sim	OTC, DS	M, H, N, S, F	Sim
Peru	Sim	Sim	Não	H, N, C	Sim
Suriname	Não	Não	Não	-	Não
REGIÃO DO MEDITERRÂNEO ORIENTAL					
Afeganistão	Não	Não	-	-	Sim
Barém	Não	Sim	DS, HF, HP	-	Sim
Jibuti	Não	Sim	SM	-	Não
Egito	Sim	Não	PM, OTC, DS	M, H, N	Sim
Irão	Sim	Sim	PM, OTC, DS	M, H, N	Sim
Jordânia	Sim	Sim	PM, OTC, SM	M, H, N, S, F	Sim
Kuwait	Sim	Sim	OTC, SM, DS, HF, FF	-	Sim
Jamahiriya Árabe Líbia	Não	Não	Não	Não	Não
Omã	Não	Sim	Não	M	Sim
Paquistão	Sim	Sim	OTC, DS	Não	Não
Qatar	Sim	Sim	OTC, DS , CP,	M, H, N, S, F	Sim
Arábia Saudita	Sim		IRC	M, H, N, S, F	Sim
Sudão	Sim	Sim	OTC, SM, DS, HF, FF	M, N	Sim
República Árabe da Síria	Sim	Sim	PM, SM, DS	M, H	Sim
Emirados Árabes Unidos	Sim	Sim	PM, HF, IRC PM,	M, H, N, S, F	Sim
Iémen	Não	Sim Não	OTC, IRC Não	-	Sim
REGIÃO EUROPEIA					
Arménia	Não	Sim	IRC, DS	M	Sim
Áustria	Não	Sim	PM, OTC	M	Não
Azerbaijão	Não	Sim	OTC, SM, DS, HF, IRC	M, H, N, S, F	Sim
Bielorrússia	Não	Não	OTC	M	Sim
Bélgica	Não	Sim	PM, OTC, DS	M, N	Não
Bulgária	Sim	Sim	PM, OTC, DS	M, H, S, F	Sim
República Checa	Não	Sim	PM, OTC	M	Sim
Dinamarca	-	Sim	OTC, IRC	M	Sim
Estónia	Não	Sim	PM, OTC, DS	M, H, N	Sim
França	Não	Sim	OTC	M	Sim
Geórgia	Sim	Sim	OTC, IRC	M	Sim

Alemanha	Não	Sim	PM, OTC, SM	M,TU	Sim
Hungria	Sim	Sim	OTC, SM	M, H	Sim
Islândia	Não	Sim	OTC, DS, HF, IRC	M	Não
Irlanda	Não	Sim	PM, OTC, DS, SM	M, H, N, S, F	Não
Israel	Não	Não	-	NÃO	Sim
Cazaquistão	Sim	Sim	PM, OTC, DS, SM	M, S, F	Sim
Quirguizistão	Sim	Sim	PM, OTC, DS, RH	M	Sim
Letónia	-	Sim	PM, OTC, DS, HF	M, H, N	Sim
Lituânia	Não	Sim	PM, OTC, DS	-	Sim
Países Baixos	Não	Sim	PM, OTC	H, N	Não
Noruega	Não	Sim	PM, OTC, SM	M	Sim
Portugal	Não	Sim	PM, OTC	M	Não
República da Moldávia	Não	Não	OTC	-	Sim
Roménia	Não	Sim	PM, OTC, DS	M, H	Sim
Fed russo.	Sim	Sim	PM, OTC, DS	M, N, S, F	Sim
Sérvia e Montenegro	Não	Sim	DS, OTC	N, S, F	Sim
Eslováquia	Não	Sim	PM, OTC, DS, SM, IRC	M, H, N	Sim
Eslovénia	Não	Sim	OTC, FD, C	M	Sim
Espanha	Não	Sim	PM, OTC	M, H	Sim
Suécia	Não	Sim	OTC, SM	M	Sim
Suíça	Sim	Sim	PM, OTC	M, H, N, S, F	Sim
Tajiquistão	Sim	Sim	Não	S, F	Sim
Antiga República Jugoslava da Macedónia	Sim	Sim	OTC	M	Sim
Turquia	Sim	Sim	OTC	H	Sim
Ucrânia	Sim	Sim	PM, OTC	M, H, S, F	Sim
Reino Unido da Grã-Bretanha Grã-Bretanha e Irlanda do Norte	Sim	Sim	LHM, HREL	M	Sim
Uzbequistão	Não	Sim	PM, OTC	M, H, N, S, F	Sim
REGIÃO DO SUDESTE ASIÁTICO					
Bangladesh	Sim	Sim	PM, OTC	M, N, S, F	Sim
Butão	Sim	Não	-	M, H, S	Não

Dem. República Popular da Coreia	Sim	Sim	PM, OTC	M	Sim
Índia	Sim	Sim	PM, OTC	M, H, N	Sim
Indonésia	Sim	Sim	OTS, IRC, TM	M, H, S, F	Sim
Maldivas	Sim	Não	Não	Não	Sim
Myanmar	Sim	Sim	OTC, HB	M, H	Sim
Nepal	Sim	Sim	PM, OTC	M, H, N, S, F	Sim
Srilanka	Sim	Não	Não	-	Não
Tailândia	Sim	Sim	PNM, OTC	M, H, S, F	Sim
REGIÃO DO PACÍFICO OCIDENTAL					
Austrália	Sim	Sim	OTC, SM	M, H, N, S, F	Sim
Camboja	Sim	Sim	OTC, SM	Não	Sim
China	Sim	Sim	OTC, SM, DF, HF, FF	PM, S, M, DS, , , , , HF, FF	Sim
Ilhas Cook	Não	Não	Não	Não	Não
Fiji	Sim	Não	Não	Não	-
Japão	-	Sim	PM, OTC, DS, FF	M, N, S, F	Sim
Kiribati	Sim	Não	Não	Não	Não
Democracia popular do Laos KK representante.	Sim	Sim	OTC	Não	Sim
Malásia	-	Sim	-	H	Sim
Micronésia	Não	Não	Não	S, F	Não
Mongólia	Sim	Sim	PM, OTC	M, H, N	Sim
Nauru	Sim	Não	Não	Não	Não
Nova Zelândia	Não	Sim	OTC, DS, IRC	M, H	Sim
Niue	Não	Não	Não	Não	Não
Papua-Nova Guiné	Não	Não	Não	Não	Não
Filipinas	Sim	Sim	OTC	M	Sim
Rep. da Coreia	Sim	Sim	-	M, H, N, S, F	Sim
Singapura	Sim	Sim	OTC	M, H, N, S, F	Não
Ilhas Salomão	Sim	Não	-	Não	Não

Tuvalu	Não	Não	-	Não	Não
Vanuatu	Não	Não	-	Não	Não
Vietname	Sim	Sim	PM, OTC	M, H, N	Sim

M- Medical, **H** - Health, **N** - Nutrient Content, **S** - Structural, **F** - Functional, **C-Culture**, **OTC-Over** The Counter, **PM-Prescription** Medicine, **SM-Self** Medication, **FF-Functional** Food, DS-Dietary Supplement, **Pb-Probiotics**, **BA-Bioactive** substance, **C-Cosmetics**, IRC-Categoria de regulamentação **independente**, **HF-Alimentos** para **a saúde**, NH-Produtos **naturais** para a saúde, CP-Produto **complementar**, HP-Produtos **para a saúde**, FD-Alimentos, LHM-Medicamentos **à** base de plantas **licenciados**, HREL-Medicamentos **à base de plantas** isentos de requisitos de licenciamento, "-" Não existe informação disponível.

Capítulo 3

Regulamentação da medicina herbácea nos Estados Unidos

Foi referido que 1 em cada 5 adultos nos Estados Unidos toma medicamentos à base de plantas (Barnes et al., 2012). O recente aumento do interesse e crescimento da medicina complementar e alternativa pode ser atribuído a muitas razões, incluindo tendências tecnológicas, económicas, culturais e sociais **(Neuhauser, 2003).** Os medicamentos à base de plantas estão sujeitos a uma regulamentação muito limitada, uma vez que são geralmente considerados suplementos dietéticos (**Bent & Ko, 2004).** Nos Estados Unidos, as medicinas complementares/alternativas (CAM) são a terminologia comum utilizada para descrever as medicinas tradicionais **(Verma, 2003).**

Lei de 1994 relativa à saúde e educação em matéria de suplementos alimentares (DHSEA)

História

A Lei Durham-Humphrey de 1951 definiu medicamento sujeito a receita médica como qualquer medicamento que, devido à sua toxicidade ou outro potencial de efeito nocivo ou método de utilização, não é seguro para utilização exceto sob a supervisão de um profissional licenciado por lei para administrar tal medicamento **(Young, 1995).** Na sequência desta lei, os fabricantes tiveram de posicionar os seus medicamentos quer como OTC quer como medicamentos sujeitos a receita médica. Em 1961, a Lei dos Alimentos, Medicamentos e Cosméticos foi alargada e os fabricantes são obrigados a provar a eficácia e a segurança dos seus medicamentos. Este facto, por sua vez, resultou na avaliação de novos medicamentos pela FDA. Em 1972, a FDA começou a analisar todos os medicamentos de venda livre para avaliar a sua segurança e eficácia e classificou-os em três grupos:

Categoria I - Geralmente reconhecida como segura e eficaz (GRASE) Categoria II - Insegura ou ineficaz

Categoria III- Não foi possível determinar a segurança e a eficácia.

Como apenas a categoria I era permitida para comercialização, os fabricantes de medicamentos à base de plantas não tinham outra opção senão posicionar os seus produtos como alimentos. Nos anos 70, a FDA começou a aplicar as disposições relativas aos aditivos alimentares da Lei dos Alimentos, Medicamentos e Cosméticos aos produtos botânicos. A FDA começou a regulamentar as ervas de uso comum como aditivos alimentares não aprovados e submeteu-as à aprovação da FDA antes da comercialização. Estes regulamentos resultaram em acções judiciais entre os fabricantes de ervas e a FDA. Um grupo de fabricantes de ervas líderes reuniu-se com o Senador Orrin G. Hatch (Republicano-Utah) e o Congressista Bill Richardson (Democrata-Novo México) que elaboraram legislação que se tornou na Lei de Saúde e Educação de Suplementos Dietéticos de 1994. A DHSEA foi aprovada pelo Congresso e assinada pelo Presidente Clinton em 25 de outubro de 1994. A DHSEA tornou-se a primeira lei dos EUA a definir o termo erva ou botânico **(Barrett, 2004).**

DHSEA e seus impactos

Desde 1994, os medicamentos à base de plantas são regulamentados pelo Dietary Supplement Health and Education Act de 1994. Os medicamentos à base de plantas não estão autorizados a apresentar alegações relativas a diagnóstico, tratamento, aspectos curativos ou preventivos. Com base na DSHEA 1994, os medicamentos à base de plantas estão isentos da avaliação da FDA **(Sushma et al., 2011).**

Segurança

De acordo com a lei, os produtos botânicos podem ser incorporados em suplementos alimentares, sendo que a forma dos produtos botânicos não foi alterada quimicamente. A DSHEA afirma que um produto botânico é considerado inseguro numa de duas condições: Apresenta um risco significativo ou não razoável de doença ou lesão nas condições de utilização recomendadas ou sugeridas na rotulagem. É um novo produto botânico para o qual existe informação inadequada para fornecer uma garantia razoável de que não apresenta um risco significativo ou irrazoável de doença ou lesão. Em qualquer caso, a FDA terá o ónus da prova para demonstrar que um produto botânico não é seguro.

Boas práticas de fabrico

Um produto botânico tem de ser preparado, embalado ou mantido em condições que cumpram os regulamentos actuais de boas práticas de fabrico **(BPF) (Barrett, 2004).**

Etiquetagem

O rótulo deve conter as seguintes informações

Deve identificar o produto com o termo "suplemento dietético"; deve enumerar o nome e a quantidade dos seus ingredientes, se se tratar de uma mistura patenteada, a quantidade total de todos os ingredientes; deve também identificar qualquer parte da planta da qual o ingrediente é derivado.

Alegações de benefícios ou declarações de apoio nutricional

Tais alegações ou declarações só são permitidas se descreverem o mecanismo pretendido através do qual o produto botânico afecta a estrutura ou as funções dos seres humanos ou se descreverem o bem-estar geral resultante da sua utilização. Também é obrigatório ter uma declaração de que "Esta declaração não foi avaliada pela Food and Drug Administration. Este produto não se destina a diagnosticar, tratar, curar ou prevenir qualquer doença." **(Barrett, 2004).**

Distinguir alegações de doença e alegações de estrutura/função

A FDA publicou uma regra final no Registo Federal em 7 de fevereiro de 2000 (docket No. 98N-0044), que descreve a forma como a agência distinguirá as alegações de doença das alegações de estrutura/função. A regra permite alegações relativas à manutenção da saúde ("mantém um sistema circulatório saudável"), outras alegações não relacionadas com doenças ("para melhorar os músculos", "ajuda a relaxar") e alegações relativas a sintomas comuns e menores associados a fases da vida ("para sintomas comuns da TPM", "para afrontamentos"). Não permite alegações relativas a doenças ("previne a osteoporose") ou alegações implícitas de doença ("previne a fragilidade óssea em mulheres pós-menopáusicas") **(Anónimo, 2000b).**

Gabinete de Medicina Alternativa

O Gabinete de Medicina Alternativa dos Institutos Nacionais de Saúde (NIH) foi criado pelo governo dos EUA para explorar o papel potencial dos suplementos alimentares na melhoria da saúde, promover o estudo científico dos suplementos para manter a saúde e prevenir doenças crónicas, compilar uma base de dados de investigação científica relacionada com suplementos e coordenar o financiamento dos NIH para suplementos alimentares relacionados com o tratamento de doenças crónicas (Sushma 2011).

Classificação das terapias CAM

O Centro Nacional de Medicina Complementar e Alternativa (NCCAM) classifica a fitoterapia em práticas baseadas na biologia, terapias energéticas, métodos manipulativos e baseados no corpo, medicina mente-corpo. Os medicamentos à base de plantas estão incluídos nas práticas de base biológica. Nesta categoria estão também incluídos extractos de origem animal, vitaminas, minerais, ácidos gordos, aminoácidos, proteínas, prebióticos e probióticos, dietas integrais e alimentos funcionais. De acordo com a utilização pretendida, os produtos botânicos podem ser regulamentados como medicamentos, suplementos dietéticos, alimentos ou cosméticos e estão sujeitos à lei em conformidade. O Centro de Avaliação e Investigação de Medicamentos (CDER) da FDA é a autoridade que determina se os medicamentos botânicos podem ser comercializados como medicamentos de venda livre ou se necessitam de um novo pedido de autorização de introdução no mercado (NDA) **(Anonymous, 2016a).**

Regulamentos relativos a medicamentos à base de plantas, de venda livre e aprovados ao abrigo de um pedido de autorização de introdução de novos medicamentos

Após a publicação da monografia sobre medicamentos de venda livre, qualquer pessoa pode comercializar um produto com a mesma substância e indicação, em conformidade com as monografias e os regulamentos pertinentes. No caso de um produto aprovado ao abrigo de uma NDA, o objeto do pedido pode ser elegível para comercialização durante 3 ou 5 anos (nova entidade química) a partir da data de aprovação **(Verma 2003).**

Drogas químicas sintéticas e plantas (Barrett, 2004).

Os produtos químicos sintéticos podem ser recompensados pela proteção de patentes durante um período de tempo substancial, ao passo que as ervas que tenham sido previamente comercializadas numa forma tradicional não são elegíveis para proteção de patentes. Quando um produto botânico é preparado numa forma única ou para uma utilização anteriormente desconhecida, pode ser elegível para proteção por patente.

Botanicals e aprovação da NDA (Barrett, 2004).

Para obter o estatuto de medicamento para um novo produto botânico, tem de ser apresentado à FDA um novo pedido de autorização de introdução no mercado (NDA). O NDA deve indicar se o novo medicamento vai ser vendido como medicamento de venda livre ou de venda por receita médica, bem como provas da segurança e eficácia do produto. Como a maioria dos produtos botânicos não pode ser protegida por patente, os fabricantes não estão dispostos a gastar dinheiro na investigação necessária para a apresentação de um novo pedido de autorização de introdução no mercado. Podem achar mais fácil cumprir os requisitos regulamentares quando o seu produto é classificado como suplemento dietético. Mas quando o mesmo produto botânico está presente no mercado como suplemento dietético e medicamento de venda livre, é provável que os consumidores americanos, que não aceitariam determinada erva como suplemento dietético, aceitem esta última se tiver uma aprovação da FDA. É também de notar que um produto botânico pode ser comercializado e vendido como alimento, suplemento alimentar e medicamento ao mesmo tempo, dependendo da alegação no rótulo. **(Barrett, 2004).**

***

Capítulo 4

Regulamentação dos medicamentos à base de plantas na União Europeia

O principal organismo regulador da UE é a Agência Médica Europeia (EMA), embora cada Estado-Membro tenha a sua própria agência reguladora.

Áustria	Estónia	Itália	Portugal
Bélgica	Finlândia	Letónia	Roménia
Bulgária	França	Lituânia	Eslováquia
Croácia	Alemanha	Luxemburgo	Eslovénia
Chipre	Grécia	Malta	Espanha
Checo República)	Hungria	Países Baixos	Suécia
Dinamarca	Irlanda	Polónia	REINO UNIDO

Definições de acordo com os regulamentos

Medicamento tradicional à base de plantas

Medicamento à base de plantas que preenche as condições estabelecidas no n.º 1 do artigo 16.

Medicamento à base de plantas

Qualquer medicamento que contenha exclusivamente como substâncias activas uma ou mais substâncias derivadas de plantas ou uma ou mais preparações à base de plantas, ou uma ou mais substâncias derivadas de plantas em associação com uma ou mais preparações à base de plantas.

Substâncias à base de plantas

Todas as plantas, partes de plantas, algas, fungos e líquenes, principalmente inteiros, fragmentados ou cortados, numa forma não transformada, geralmente seca, mas por vezes fresca. Alguns exsudados que não tenham sido submetidos a um tratamento específico são também considerados substâncias derivadas de plantas. As substâncias derivadas de plantas são definidas com precisão pela parte da planta utilizada e pelo nome botânico de acordo com o sistema binomial (género, espécie, variedade e autor).

Preparações à base de plantas

Incluem-se nesta categoria as preparações obtidas submetendo as substâncias derivadas de plantas a tratamentos como a extração, a destilação, a expressão, o fracionamento, a purificação, a concentração ou a fermentação. Incluem-se as substâncias à base de plantas trituradas ou em pó, as tinturas, os extractos, os óleos essenciais, os sumos expressos e os exsudados processados.

Disposições específicas aplicáveis aos medicamentos tradicionais à base de plantas

Um medicamento só pode ser introduzido no mercado do Espaço Económico Europeu (EEE) quando tiver sido emitida uma autorização de introdução no mercado pela autoridade competente de um Estado-Membro para o seu próprio território (autorização nacional) ou quando tiver sido concedida uma autorização em conformidade com o Regulamento (CE) n.º 726/2004 para toda a União (uma autorização da União). É igualmente obrigatório que o titular da autorização de introdução no mercado esteja estabelecido no EEE.

Critérios de registo de um medicamento tradicional:

Indicações exclusivamente adequadas aos medicamentos tradicionais à base de plantas que, em virtude da sua composição e finalidade, se destinam e são concebidos para serem utilizados sem a supervisão de um médico para fins de diagnóstico, prescrição ou controlo do tratamento; destinam-se exclusivamente a ser administrados de acordo com uma dosagem e posologia especificadas; devem ser preparações orais, externas e/ou para inalação; devem ter provas da sua utilização tradicional. (Frase incompleta).

Se existir uma monografia da UE sobre plantas medicinais para uma substância à base de plantas e o pedido para o medicamento à base de plantas (frase incompleta). A relevância da monografia e/ou da literatura adicional para o pedido em causa tem de ser explicada através da apresentação das sínteses/resumos não clínicos e clínicos necessários. No entanto, existem isenções à apresentação de todos os artigos referidos na lista de referências que apoiam a monografia (**Anónimo, 2004a).**

Etapas do registo como medicina tradicional (Em que país?)

O requerente deve apresentar um pedido à autoridade competente do Estado-Membro em causa, acompanhado dos seguintes documentos, em conformidade com o n.º 1 do artigo 16.º-C da Diretiva 2001/83/CE

- Resultados dos testes farmacêuticos

- O resumo das caraterísticas do produto

- No caso de combinações, as informações relativas à combinação propriamente dita. Se os ingredientes activos individuais não forem suficientemente conhecidos, os dados devem também dizer respeito aos ingredientes activos individuais.

- Qualquer autorização ou registo obtido pelo requerente noutro Estado-Membro ou num país terceiro para introduzir o medicamento no mercado, bem como informações pormenorizadas sobre qualquer decisão de recusa de concessão de autorização ou de registo, na Comunidade ou num país terceiro, e os motivos de tal decisão.

- Provas bibliográficas ou periciais que comprovem que o produto tem sido utilizado como medicamento durante um período de, pelo menos, 30 anos antes da data do pedido, incluindo, pelo menos, 15 anos na UE.

- Requisição do Estado-Membro em causa ao Comité dos Medicamentos à Base de Plantas

- Produtos, em que será avaliada a adequação das provas da utilização de longa data do produto.

O comité decide se deve considerar a possibilidade de um registo simplificado (Reescrever a frase). Se o comité considerar, elaborará uma monografia comunitária à base de plantas, tal como referido, que será tida em conta pelo Estado-Membro ao tomar a sua decisão final. O requerente será notificado pelas autoridades competentes dos Estados-Membros, pela Comissão e por qualquer autoridade competente que o solicite, de qualquer decisão que tomem no sentido de recusar o registo de utilização tradicional e dos motivos da recusa. O produto será recusado se o pedido não cumprir as condições previstas, como dados suficientes sobre a composição qualitativa e/ou quantitativa, se as indicações não cumprirem as condições previstas, se for difícil garantir a segurança quando consumido em condições normais, se os dados forem insuficientes para comprovar a utilização tradicional, especialmente se os efeitos farmacológicos ou a eficácia não forem plausíveis com base na utilização e na experiência de longa data. A qualidade farmacêutica não é demonstrada de forma satisfatória.

Após esta aprovação, a decisão da comissão que altera a lista comunitária é publicada pela Comissão Europeia **(Verma, 2013)**. Um documento de entrada na lista contém o nome científico e botânico e o nome comum em todas as línguas da UE, a indicação, a dosagem especificada e a posologia, a via de administração, as informações necessárias para a utilização segura da substância derivada de plantas ou da preparação utilizada como ingrediente de um medicamento tradicional à base de plantas, como advertências, precauções e contra-indicações **(Verma, 2013).** Finalmente, o produto receberá uma autorização de introdução no mercado, que é composta por uma decisão de concessão da autorização de introdução no mercado emitida pela autoridade competente, um dossiê técnico com os dados apresentados pelo requerente de acordo com os requisitos regulamentares **(Anonymous, 2004a).**

***

Capítulo 5

Regulamentação dos medicamentos à base de plantas no Reino Unido

De acordo com o Regulamento relativo aos medicamentos para uso humano (2012), um produto é um medicamento à base de plantas se os ingredientes activos forem apenas substâncias à base de plantas ou preparações à base de plantas. No Reino Unido, os medicamentos à base de plantas são classificados também como suplementos alimentares ou cosméticos. As preparações à base de plantas são as preparações em que as substâncias à base de plantas são submetidas a processos específicos, que incluem extração, destilação, expressão, fracionamento, purificação, concentração e fermentação. A substância à base de plantas a ser processada pode ser reduzida ou em pó, uma tintura, um extrato, um óleo essencial, um sumo expresso ou um exsudado processado **(Anónimo, 2016h).**

Registo tradicional de plantas medicinais (THR)

A elegibilidade para a THR inclui o seguinte: A indicação do medicamento à base de plantas é acordada ao abrigo da legislação. Prova de que o medicamento à base de plantas tem sido tradicionalmente utilizado para tratar a doença declarada há, pelo menos, 30 anos, 15 dos quais na União Europeia (UE). O medicamento não deve conter ingredientes proibidos ou sujeitos a restrições. Os médicos especialistas em plantas medicinais não necessitam de uma licença para fornecer plantas medicinais a doentes após consultas individuais. A THR só é concedida se o medicamento for utilizado para problemas de saúde menores, em que não é necessária supervisão médica

(por exemplo, uma constipação). É necessária uma autorização de introdução no mercado específica, se o medicamento tradicional à base de plantas pretender tratar problemas de saúde graves, antes de ser colocado no mercado.

Apresentação de um pedido de registo tradicional de plantas medicinais (THR)

A candidatura deve ser acompanhada de documentos como:

Provas científicas relacionadas com a segurança, a qualidade e a utilização tradicional do produto à base de plantas.

Revisão da segurança com um relatório de peritos, incluindo áreas de segurança clínicas e não clínicas, realizada por um médico registado, um farmacêutico registado, um indivíduo competente cientificamente qualificado (por exemplo, toxicologista), um profissional de ervanária que seja membro de um organismo profissional e que esteja a trabalhar para a regulamentação legal da profissão de ervanário, um projeto de resumo das caraterísticas do produto de acordo com a orientação da Comissão Europeia, um modelo de rótulo e um folheto informativo para o doente (PIL).

Procedimentos de autorização de introdução no mercado

Existem quatro tipos de procedimentos de autorização de introdução no mercado na UE:

Procedimento descentralizado (DCP)

É necessária uma licença descentralizada para comercializar o medicamento no Reino Unido e noutros países da UE. A duração necessária para a aprovação é de até 210 dias. Se o pedido for aprovado, a MHRA (Agência Reguladora de Medicamentos e Produtos de Saúde) e cada CMS (Estado Membro em causa) emitirão uma licença nacional para o produto no prazo de 30 dias após a concessão da aprovação.

Procedimento de reconhecimento mútuo

A licença de reconhecimento mútuo é necessária para os produtos com licença nacional em um ou mais países da UE e se se pretender comercializá-los noutros países da UE. O processo de candidatura demora até 90 dias. Se o pedido for aprovado, a MHRA e cada CMS emitirão uma licença nacional para o produto no prazo de 30 dias após a concessão da aprovação.

Procedimento nacional

É necessária uma licença nacional para comercializar um medicamento apenas no Reino Unido

Procedimento centralizado

A licença centralizada é necessária para comercializar certos tipos de medicamentos, como novas substâncias activas e produtos biotecnológicos em toda a UE, e é concedida pela EMA.

Plano de investigação pediátrica (PIP)

Trata-se de um plano de desenvolvimento destinado a garantir a obtenção dos dados necessários para apoiar a autorização de um medicamento para crianças, através de estudos em crianças. Todos os pedidos de autorização de introdução no mercado de novos medicamentos têm de incluir um plano de investigação pediátrica, a menos que o medicamento esteja isento devido a um diferimento ou isenção **(Anonymous, 2016h)**.

***

Capítulo 6

Regulamentação dos medicamentos à base de plantas na Alemanha

A Comissão E (fitoterapia e substâncias derivadas de plantas) da Alemanha foi criada em 1978. Trata-se de uma divisão independente da Agência Federal de Saúde alemã que recolhe informações sobre medicamentos à base de plantas e avalia a sua segurança e eficácia. Existem três possibilidades de comercialização de medicamentos à base de plantas. 1) autorização de marcação temporária para medicamentos antigos à base de plantas até serem avaliados quanto à sua segurança e eficácia 2) monografias de autorização de comercialização padronizada e 3) autorização de comercialização individual. As avaliações são publicadas sob a forma de monografias que aprovam ou desaprovam os medicamentos à base de plantas para uso sem receita médica **(O'Brien et al., 2001; Chaudhary, 1996).**

A Alemanha tinha um estatuto especial para a medicina à base de plantas desde o Decreto Imperial de 1901. De acordo com o decreto, a Alemanha permitia o comércio de muitos medicamentos botânicos fora das farmácias. A reafirmação do decreto ocorreu em 1961 para permitir a venda de plantas medicinais como agentes medicinais. Na Alemanha, os produtos à base de plantas vendidos com o objetivo de curar ou prevenir doenças ou aliviar os sintomas associados são comercializados como medicamentos há mais de um século **(Liu & Salmon, 2010).**

Administração e estatuto jurídico

O *Bundes Institut für Arzneimittel und Medizinprodukte* (BfArM, Instituto Federal da Droga e dos Dispositivos Médicos) é a autoridade reguladora dos medicamentos. Desde 1978, existe na Alemanha um procedimento de autorização de introdução no mercado. Se os fabricantes de produtos farmacêuticos não fornecerem provas da qualidade, eficácia e segurança dos produtos farmacêuticos, a autorização será recusada pelo BfArM. A autorização do produto deve ser renovada de 5 em 5 anos **(Liu & Salmon, 2010).**

Como parte dos regulamentos, a recente Diretiva 2004/24/CE, a Diretiva relativa aos

Medicamentos Tradicionais à Base de Plantas, é uma alteração à Diretiva 2001/83/CE, o Código Comunitário relativo aos Medicamentos para Uso Humano. A Diretiva 2004/24/CE estabeleceu um mercado europeu homogéneo para os medicamentos à base de plantas, criando um procedimento de registo simplificado para todos os medicamentos tradicionais à base de plantas que não cumprem os requisitos para a classificação como o chamado uso medicinal bem estabelecido ao abrigo da Diretiva 2001/83/CE **(Liu & Salmon, 2010).**

***

Capítulo 7

Regulamentação dos medicamentos à base de plantas na Austrália

A medicina à base de plantas é popular como medicina complementar na Austrália. Os medicamentos complementares incluem medicamentos que contêm ingredientes como vitaminas e minerais, suplementos nutricionais, medicamentos homeopáticos e produtos de aromaterapia.

Administração de Produtos Terapêuticos (TGA)

A TGA, ao abrigo da Lei dos Produtos Terapêuticos de 1989 (a Lei) e dos regulamentos relativos aos produtos terapêuticos de 1990, é a autoridade reguladora dos medicamentos complementares.

Classificação das substâncias da medicina complementar

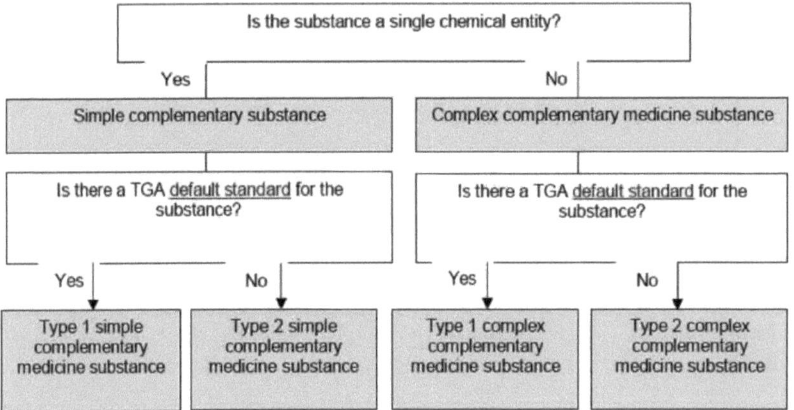

De acordo com a definição da TGA, entende-se por medicamento complementar um produto terapêutico constituído total ou principalmente por um ou mais ingredientes activos designados, cada um dos quais com uma identidade claramente estabelecida e uma utilização tradicional.

As substâncias activas designadas de acordo com a lista 14 incluem um aminoácido, carvão vegetal, um sal de colina, um óleo essencial, um material vegetal ou à base de plantas (ou um substituto sintético desse material), incluindo fibras vegetais, enzimas, algas, fungos, celulose e derivados de celulose e clorofila; uma preparação homeopática; um microrganismo, inteiro ou extraído, exceto uma vacina; um mineral, incluindo um sal mineral e um mineral natural; um mucopolissacárido; matérias animais não humanas (ou um substituto sintético dessas matérias), incluindo matérias secas, ossos e cartilagens, gorduras e óleos e outros extractos ou concentrados um lípido, incluindo um ácido gordo essencial ou um fosfolípido; uma substância produzida ou obtida a partir de abelhas, incluindo a geleia real, o pólen de abelha e o própolis; um açúcar, polissacárido ou hidrato de carbono ; uma vitamina ou provitamina.

Registo Australiano de Produtos Terapêuticos (ARTG)

Exceto no caso de produtos isentos, qualquer produto terapêutico para o qual sejam feitas indicações deve ser inscrito no Registo Australiano de Produtos Terapêuticos (ARTG) antes de poder ser legalmente importado, exportado, fabricado ou fornecido para utilização na Austrália.

Fases de candidatura a um novo registo de medicina complementar

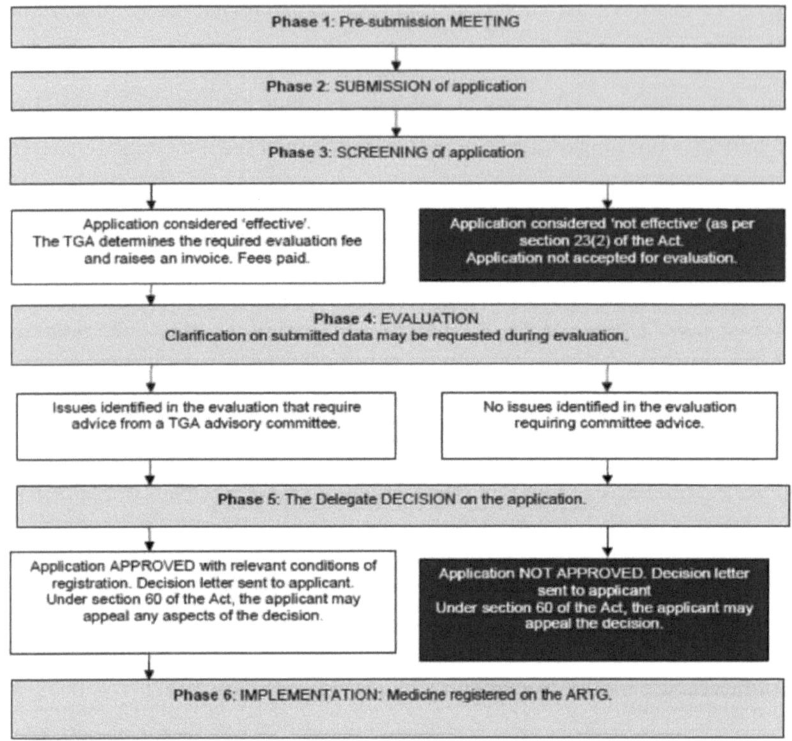

Mercadorias excluídas

Produtos terapêuticos: em caso de dúvida sobre se um produto pode ser abrangido pela definição de produto terapêutico, pode ser declarado como não sendo um produto terapêutico ao abrigo da secção 7 da lei.

Bens isentos

Trata-se de medicamentos que não precisam de ser registados ou incluídos no ARTG em resultado de uma isenção ou determinação específica ao abrigo da lei. Exemplos de produtos isentos são os medicamentos (exceto os utilizados na terapia genética) que são dispensados ou compostos extemporaneamente por um médico para um indivíduo; certas preparações homeopáticas, certos champôs para o tratamento/prevenção da caspa e matérias-primas utilizadas no fabrico de produtos terapêuticos.

Critérios para os ingredientes isentos utilizados no fabrico de produtos terapêuticos

Ingredientes, exceto água, quando os ingredientes não têm uma ação terapêutica, ervas, água de hamamelis a granel ou óleos extraídos de ervas, cuja única utilização terapêutica é como matérias-primas para utilização por fabricantes autorizados.

No entanto, os fabricantes australianos que realizam as etapas de fabrico da forma de dosagem acabada (como o enchimento, a mistura, o ensaio, a rotulagem e a libertação para fornecimento) são obrigados a possuir a licença BPF adequada.

Informações necessárias para um pedido de avaliação de uma nova substância de medicina complementar

Informações administrativas

Formulário de candidatura preenchido

Carta de apresentação/resumo da candidatura

Índice

Resultado de uma eventual reunião de pré-submissão

Pedido de confidencialidade

Proposta de uma nova **denominação** de ingrediente - se **necessário**

Informações gerais sobre a substância

Nome/nomenclatura	Denominação australiana aprovada (ou denominação proposta) e eventuais sinónimos
Papel da substância	Ativo e/ou excipiente
Via de administração	Dos produtos terapêuticos propostos para conter a substância
Dosagem	Forma de dosagem, intervalo, frequência, duração da utilização (de produtos terapêuticos propostos para conter a substância)

Quaisquer restrições	Por exemplo: dosagem, população-alvo, via de administração
Tipo de substância	Substância de medicina complementar simples (tipo 1 ou 2) ou complexa (tipo 1 ou 2)
Informações sobre a qualidade	
Definição	Descrição da substância Indicar se a substância é derivada de ou contém substâncias geneticamente modificadas.
Identidade química/estrutura	Fórmula molecular e massa, estrutura molecular e número de registo no Chemical Abstracts Service (CAS) para a substância e/ou componentes conhecidos
Propriedades gerais	Propriedades físico-químicas, por exemplo: aspeto, ponto de fusão, solubilidade
Detalhes de fabrico	Dados do fabricante
	Descrição do processo de fabrico e dos controlos do processo
	Controlo das matérias-primas
	Controlo das fases críticas e dos produtos intermédios
	Desenvolvimento do processo de fabrico
	Validação e/ou avaliação de processos
Caracterizações	Elucidação de estruturas e outras caraterísticas
	Impurezas e componentes acidentais
	Solventes residuais
	Metais e não metais acidentais
	Resíduos de pesticidas e contaminantes ambientais

	Outras impurezas ou toxinas orgânicas ou inorgânicas Norma microbiológica
Controlo da substância	Norma por defeito ou diretriz de composição com justificação dos ensaios e limites
	Especificação com justificação
	Procedimentos analíticos com dados de validação
	Análise de lotes
Padrão de referência	Autenticação de materiais de referência
	Cromatograma de perfil para materiais à base de plantas
Sistema de fecho de contentores	Condições de armazenamento, por exemplo: "proteger da luz
Estabilidade	Dados de estabilidade durante todo o período de armazenamento (com análise de tendências)

Informações de segurança

Pesquisa bibliográfica	Estratégia de pesquisa e resultados com justificação para a inclusão/exclusão de dados
História e padrão de utilização humana	Utilização em produtos terapêuticos
	Utilização internacional
	Utilização como alimento Utilização tradicional
	Exposição humana global
Atividade biológica	Estudos farmacodinâmicos e farmacocinéticos
	Estudos de toxicidade de dose única
	Estudos de toxicidade por dose repetida
	Estudos de genotoxicidade
Dados toxicológicos	Estudos de carcinogenicidade

	Estudos de toxicidade para a reprodução e o desenvolvimento
	Estudos de tolerância local
	Outros estudos, por exemplo: estudos de metabolitos, estudos de fototoxicidade
	Estudos de toxicidade de substâncias a utilizar para administração tópica
Ensaios clínicos	Quaisquer questões de segurança que surjam nos ensaios clínicos devem ser abordadas
Reacções adversas	Natureza, gravidade e frequência das reacções adversas, relatos de casos de envenenamento humano
Ingredientes de origem humana ou animal	Informações sobre a eliminação do risco de encefalopatia espongiforme transmissível (EET)

Definições de acordo com os requisitos regulamentares

Medicamentos à base de plantas

Os medicamentos à base de plantas são produtos terapêuticos que são, ou contêm como principal(is) ingrediente(s) ativo(s), substâncias à base de plantas..;

Substâncias à base de plantas

Preparações de plantas e outros organismos que são tratados como plantas no Código Internacional de Nomenclatura Botânica, tais como fungos, algas e leveduras.

Substâncias nutricionais

As substâncias nutricionais são regulamentadas como alimentos e como produtos terapêuticos, consoante a sua utilização prevista. Exemplos de produtos terapêuticos que são considerados medicamentos complementares incluem óleos de peixe, cartilagem de tubarão e óleo de krill.

Extractos activos de ervas

Um "Extrato de Plantas Ativo" é um extrato ou concentrado de plantas para o qual um fornecedor pretende que as informações específicas sobre o método de extração, etapas e/ou detalhes do solvente permaneçam confidenciais dos patrocinadores que incluem o extrato como um ingrediente ativo num medicamento. A formulação pode conter apenas um ingrediente ativo à base de plantas, mas também pode conter ingrediente(s) excipiente(s).

Interface cosmética/medicina

A maior parte dos produtos cosméticos não são geralmente considerados produtos terapêuticos. No entanto, dependendo dos seus ingredientes, da via de administração e se forem feitas alegações terapêuticas no rótulo do produto ou na publicidade, também podem ser considerados produtos terapêuticos.

Interface alimentação/medicina complementar

Os alimentos são predominantemente regulados por organismos reguladores de alimentos estatais e territoriais. A Food Standards Australia New Zealand (FSANZ) é a autoridade estatutária da Commonwealth responsável pelo desenvolvimento de normas alimentares. A importação de alimentos é regulada pelo Commonwealth Department of Agriculture ao abrigo da Lei de Controlo de Alimentos Importados de 1992.

Retirada de produtos do ARTG se não forem produtos terapêuticos O Secretário do Departamento de Saúde do Governo australiano (através da TGA) pode, ao abrigo da secção 9F da lei, retirar um produto do ARTG se considerar que os produtos não são "produtos terapêuticos", tal como definidos na lei **(Anónimo, 2015b).**

***

Capítulo 8

Regulamentação dos medicamentos à base de plantas no Canadá

Direção de Produtos de Saúde Naturais (NHPD)

Todos os produtos naturais para a saúde (NHPs) vendidos no Canadá estão sujeitos ao Regulamento de Produtos Naturais para a Saúde (NHPR), que entrou em vigor a 1 de janeiro de 2004. Para obter licenças de produto e de local, devem ser cumpridos requisitos específicos de rotulagem e embalagem, devem ser seguidas boas práticas de fabrico e devem ser fornecidas provas adequadas de segurança e eficácia.

A NHPD é a autoridade reguladora canadiana que analisa o pedido de licença do produto para avaliar a segurança, a eficácia e a qualidade de um produto natural para a saúde, para garantir que os benefícios superam os riscos e para documentar claramente a decisão de licenciamento do produto. Os documentos de orientação que regulam os produtos naturais para a saúde são: The Pathway for Licensing Natural Health Products Making Modern Health Claims; The Pathway for Licensing Natural Health Products Used as Traditional Medicines.

De acordo com a regulamentação, é necessária uma licença para qualquer pessoa ou empresa que fabrique, embale, rotule e/ou importe NHPs para venda comercial no Canadá. Não se aplica aos profissionais de saúde que compõem produtos numa base individual para os seus pacientes, nem aos retalhistas de NHP.

Registo da licença do produto NHP

Para obter uma licença de produto, é necessário apresentar um pedido à Health Canada, incluindo: ingredientes medicinais, fonte, dose, potência, ingredientes não medicinais e utilização(ões) recomendada(s). Depois de o Ministério da Saúde do Canadá ter avaliado um produto e decidido que é seguro, eficaz e de alta qualidade, emite uma licença de produto juntamente com um Número de Produto Natural (NPN) ou Número de Medicamento Homeopático (DIN-HM) de oito dígitos, que deve constar do rótulo.

O cenário atual no Canadá é que a Health Canada ainda não avaliou todos os produtos naturais de saúde atualmente no mercado. Os produtos com números de isenção também podem ser legalmente vendidos no Canadá. Estes produtos não foram totalmente avaliados pelo Ministério da Saúde do Canadá, mas passaram por uma avaliação inicial para garantir que critérios de segurança específicos foram cumpridos. Isto permitirá que os canadianos tenham acesso a toda a gama de produtos naturais para a saúde a que estão habituados, enquanto o Ministério da Saúde canadiano continua a avaliar exaustivamente cada produto.

Etiquetagem

Todos os NHP devem cumprir os requisitos específicos de rotulagem de acordo com o documento de orientação sobre rotulagem emitido pelo Ministério da Saúde do Canadá.

As informações exigidas nos rótulos dos produtos para uso humano incluem o nome do produto, o número de licença do produto, a quantidade de produto no frasco, a lista completa de ingredientes medicinais e não medicinais, a utilização recomendada (incluindo a finalidade ou a alegação de saúde, a via de administração e a dose), quaisquer advertências, avisos, contra-indicações e possíveis reacções adversas associadas ao produto e quaisquer condições especiais de armazenamento.

Notificação de reacções adversas

Os regulamentos relativos aos produtos naturais para a saúde exigem que os titulares de licenças de produtos monitorizem todas as reacções adversas relacionadas com o seu produto junto da Health Canada. Os consumidores canadianos podem comunicar efeitos secundários indesejados (reacções adversas) ao seu prestador de cuidados de saúde e diretamente à Health Canada.

Registo como Medicina Tradicional (Anónimo, 2016a).

Para obter uma licença de produto, é necessário apresentar um pedido de licença de produto (PLA) à Health Canada.

Os pontos a ter em conta na apresentação de um APE incluem: provas que sustentem a segurança e a eficácia do produto natural de acordo com as condições de utilização recomendadas; os ingredientes medicinais contidos no produto devem estar em conformidade com a NHPR e devem ser incluídos na base de dados de ingredientes de produtos naturais para a saúde (NHPID).

Se os ingredientes não constarem da NHPID, os requerentes são responsáveis por apresentar um pedido à Direção de Produtos de Saúde Naturais e Não Sujeitos a Receita Médica (NNHPD) para que esses ingredientes sejam adicionados à base de dados antes de o pedido ser apresentado.

Categorias de NHP's

Classe I - Produtos que cumprem todos os parâmetros de uma monografia individual da NNHPD.

Classe II - **Produtos** que cumprem as monografias/ normas de rotulagem tradicionais, não tradicionais, homeopáticas e da categoria IV.

Classe III - Produtos tradicionais, não tradicionais e homeopáticos com uma alegação específica; os pedidos de licença para estes produtos exigem uma avaliação completa do produto.

Rastreio

Após a seleção, o candidato receberá uma carta de confirmação da candidatura. No caso de a candidatura apresentar deficiências de conteúdo administrativo, será emitida uma notificação de rejeição - deficiência administrativa.

Avaliação completa

Após o rastreio, os pedidos classificados como Classe III são analisados quanto aos requisitos de segurança e eficácia de uma licença de produto. A licença do produto será emitida no prazo de 180 dias de calendário a contar do final do período de seleção, caso contrário, será emitida uma carta de recusa do pedido.

Registo de NHP's com Alegações de Saúde Modernas (Anónimo, 2016b).

Trata-se de produtos com alegações baseadas em provas provenientes de uma série de fontes, incluindo (mas não se limitando a) estudos clínicos, estudos *em* animais e *in vitro*, farmacopeias, livros didácticos, artigos publicados revistos por pares e relatórios de autoridades reguladoras. O presente documento de orientação aplica-se aos pedidos de licença de produtos para PNC que fazem alegações de saúde modernas, considerando que deve ser demonstrado que o produto tem uma segurança (risco) , eficácia

(benefício) e qualidade. É utilizada uma abordagem de avaliação baseada no risco para classificar as recomendações de provas em três níveis de risco - baixo, médio e elevado. Estes níveis são proporcionais ao padrão de evidência necessário para apoiar a segurança e a eficácia de um produto.

Alegações de saúde modernas

Inclui reivindicações por estado de saúde: reivindicações por doença/estado de **saúde** grave; reivindicações **por** doença/estado de **saúde** major; reivindicações **por** doença/estado de **saúde** minor e **reivindicações por efeito de saúde:** reivindicações por diagnóstico; reivindicações por tratamento; reivindicações por cura; reivindicações por redução de riscos; reivindicações por prevenção.

Critérios para a utilização de reivindicações de uso tradicional para PNCM

As alegações de uso tradicional são permitidas para os produtos para a saúde humana, se forem formuladas com base nos seguintes princípios Se o(s) ingrediente(s) medicinal(ais) cumprir(em) os requisitos para as alegações de uso tradicional, de acordo com o documento de orientação; Se existirem provas que apoiem a informação sobre a dose e o método de preparação como os tradicionalmente utilizados no sistema de medicina tradicional em causa; Se a alegação de uso tradicional indicada referir o(s) ingrediente(s) medicinal(ais) específico(s) e o sistema de medicina tradicional reconhecido de onde provém a alegação; Produtos com alegações baseadas em provas modernas e alegações apoiadas pelo uso tradicional; Produtos com alegações de múltiplos sistemas de medicina tradicional.

***

Capítulo 9

Regulamentação da medicina herbal na China

Na China, os medicamentos à base de plantas são regidos pela lei sobre a administração de medicamentos. De acordo com a lei, os medicamentos à base de plantas devem ser avaliados quanto à sua segurança e eficácia e, em seguida, ser produzidos de acordo com as normas BPF antes da comercialização. A farmacopeia da República Popular da China, edição de 2005, inclui 1146 monografias, que servem para definir as normas chinesas em matéria de medicamentos à base de plantas. Os medicamentos à base de plantas na China são geralmente classificados em alimentos funcionais e medicamentos, sendo que cada um difere nas suas aplicações, normas de aprovação, gestão da produção, rotulagem, especificações, publicidade e supervisão geral **(Liu & Salmon, 2010).**

A medicina chinesa era regulamentada anteriormente pelo Decreto sobre a Medicina Chinesa de 1999. Por medicamentos chineses à base de plantas entende-se os medicamentos chineses à base de plantas especificados nos anexos 1 e 2 do diploma. De acordo com o decreto relativo aos medicamentos chineses, entende-se por medicamento chinês patenteado qualquer produto patenteado (a) composto exclusivamente pelos seguintes ingredientes activos (i) quaisquer medicamentos chineses à base de plantas, (ii) quaisquer materiais de origem vegetal, animal ou mineral habitualmente utilizados pelos chineses; (b) formulado numa forma de dose acabada; (c) conhecido ou alegadamente utilizado para o diagnóstico, tratamento, prevenção ou alívio de qualquer doença ou sintoma de uma doença em seres humanos, ou para a regulação dos estados funcionais do corpo humano **(Anónimo, 2016d).**

De acordo com o decreto sobre a medicina chinesa, ninguém pode vender, importar ou possuir qualquer medicamento chinês patenteado, a menos que este esteja registado no Conselho de Medicina Chinesa de Hong Kong.

Registo de novos medicamentos

Um novo medicamento é definido como um medicamento que não foi previamente fabricado na China e qualquer medicamento que não tenha sido previamente comercializado na China. Esta definição foi estabelecida de acordo com a "Implementação de medidas administrativas sobre o registo de medicamentos", emitida pela Administração Estatal de Alimentos e Medicamentos (SFDA), em conformidade com a Lei de Administração de Medicamentos **(Liu & Salmon, 2010).**

No caso das fórmulas clássicas antigas da MTC (documentadas na dinastia Qing ou antes dela, ou seja, antes de 1912 d.C.), a necessidade de dados de segurança dos ensaios clínicos pode ser dispensada e as diferentes categorias de medicina chinesa podem ter requisitos diferentes em matéria de ensaios clínicos **(Fan et al., 2012).**

Para o registo de um medicamento chinês, o requerente tem de apresentar um pedido à administração provisória de medicamentos, que realizará uma investigação no local e, em seguida, o pedido será enviado à SFDA, que por sua vez o enviará ao centro de avaliação de medicamentos (CDE). A SFDA avaliará o relatório do CDE e, se estiver satisfeito, o pedido será aprovado para a realização do ensaio clínico. Os dados do ensaio clínico serão avaliados pela SFDA e o medicamento receberá aprovação para o fabrico do produto se os dados cumprirem as normas regulamentares **(Fan et al., 2012).** O certificado de aprovação do medicamento será emitido quando o requerente cumprir os requisitos regulamentares **(Liu & Salmon, 2010).**

O departamento provincial de saúde pública é a autoridade que concede a autorização de comercialização de medicamentos à base de plantas importados. A "Norma para o processamento da Matéria Médica Chinesa" foi incluída como um capítulo na Farmacopeia da República Popular da China. Os medicamentos chineses patenteados só podem ser introduzidos no mercado depois de garantida a sua segurança, a compatibilidade dos ingredientes e a conformidade do produto com o sistema tradicional chinês de medicamentos **(Chaudhary, 1996; Patel & Patel, 2011).** A importação e a exportação de alguns medicamentos chineses à base de plantas e de medicamentos chineses patenteados necessitam de uma licença do Ministério da Saúde. **(Anónimo, 2016d).** No caso de o requerente se encontrar fora do território chinês, tem de solicitar o registo de importação de medicamentos. A aprovação dependerá da sucursal ou agência autorizada na China **(Liu & Salmon, 2010).**

***

Capítulo 10

Regulamentação dos medicamentos à base de plantas no Japão

A medicina ocidental foi introduzida no Japão a partir dos Países Baixos e chamava-se "Rampo", pelo que as pessoas começaram a chamar à medicina tradicional chinesa "Kampo (método da dinastia Han (206 a.C. a 220 d.C.) da China antiga)" para a distinguir do Rampo (Nakata, 2000).

No Japão, os medicamentos à base de plantas são classificados como produtos Kampo (formulações Kampo éticas e formulações Kampo de venda livre) e medicamentos brutos não Kampo (podem incluir medicamentos brutos combinados com compostos químicos, como vitaminas) **(Goda, 2011;** Goda et al., 2008 **).** Os medicamentos brutos à base de plantas combinados com medicamentos químicos também foram aceites, sujeitos a testes de qualidade, segurança e eficácia, como medicamentos para o SNC, remédios para a constipação, antipiréticos, analgésicos, medicamentos tópicos, anti-inflamatórios, medicamentos gastrointestinais, medicamentos cardiovasculares e medicamentos urogenitais **(Saito, 2000).**

As fórmulas Kampo éticas estão bem integradas na prática clínica e são reembolsadas ao abrigo do sistema NHI (Seguro Nacional de Saúde). Foi selecionada uma lista de 210 fórmulas de Kampo adequadas ao estatuto de venda livre de aproximadamente 700 fórmulas em textos de referência por peritos **(Hakamatsuka, 2011; Fan et al., 2012).** A medicina à base de plantas é regulamentada pelo Ministério da Saúde de acordo com Lei dos Assuntos Farmacêuticos **(Fan et al., 2012)**. A Lei dos Assuntos Farmacêuticos foi publicada em 1950 e documenta as leis e os regulamentos nacionais relativos aos medicamentos tradicionais e tem por objetivo regulamentar as questões relacionadas com os medicamentos, os quase-fármacos, os cosméticos e os dispositivos médicos, a fim de garantir a sua qualidade, eficácia e segurança. **(Saito, 2000).**

Alguns produtos, embora provenientes de uma fórmula Kampo reconhecida, podem também ser definidos como medicamentos de venda livre, dependendo da sua composição, doses, eficácia e direção de utilização. **(Saito, 2000).**

Os requisitos regulamentares para o fabrico fazem parte dos seguintes regulamentos: Lei dos Assuntos Farmacêuticos, Regulamentos para o Controlo do Fabrico e Controlo de Qualidade de Medicamentos e Quase-Drogas e Regulamentos para Edifícios e Instalações para Farmácias. As regras das BPF que se aplicam aos produtos farmacêuticos convencionais também se aplicam aos medicamentos à base de plantas. Os requisitos regulamentares de segurança são os mesmos que se aplicam aos produtos farmacêuticos convencionais **(Anónimo, 2005).**

A norma oficial para garantir a qualidade dos medicamentos à base de plantas no Japão é a Farmacopeia Japonesa (JP). Para garantir a qualidade dos produtos Kampo, foi publicado em 1985 o "Guideline on Data Requirements for Ethical Kampo Formulation" (Anónimo, 1985). O "Guia de aplicação para a formulação ética de Kampo" foi publicado em 1980 (Anónimo, 1980). Os critérios de aplicação e os pontos-chave indicam o seguinte:

- Marca (Nome da fórmula Kampo e do seu extrato).
- Lista de ingredientes e dose diária
- Descrição (cor, cheiro e forma)
- Método de preparação (condições de extração, filtração e concentração, e rendimento).
- Teste de confirmação dos componentes individuais (cromatografia em camada fina)
- Testes de pureza
- Perda por secagem, cinzas totais, cinzas insolúveis em ácido, dosagem do extrato, intervalo de dosagem e via de administração

Ensaio da sua atividade biológica, utilização e dosagem. **(Anónimo, 1980)**

Boas práticas de fabrico de produtos Kampo

Ao abrigo da Portaria **Ministerial** sobre BPF, os fabricantes são obrigados a estabelecer um sistema de gestão da qualidade em todas as fases do processo de produção. As diretrizes das BPF impostas para os produtos Kampo éticos foram publicadas em 1987 e as diretrizes para os produtos OTC foram publicadas em 1992. As duas diretrizes foram fundidas nas "BPF para produtos Kampo" em 2007 (Anónimo, 2012).

Estatuto ético

Em 2013, foi publicado o "Guide book of The Approval Standards for OTC Kampo Products" **(Goda e Hakamatsuka, 2013.).**

Para solicitar o estatuto ético de um medicamento Kampo, a eficácia deve ser comprovada com dados obtidos em ensaios clínicos. Os dados necessários para a candidatura de uma nova formulação de um medicamento à base de plantas são indicados no quadro. As "Normas de aprovação dos produtos Kampo de venda livre" abrangem o rácio aceitável do componente do medicamento em bruto, a dosagem e a administração, bem como a indicação para cada fórmula.

Resumo dos requisitos de dados para a aplicação de medicamentos à base de plantas no Japão (Maegawa et al., 2014).

	Conteúdo dos dados apresentados para candidatura			Produtos Kampo OTC ao abrigo das normas aprovadas	Nova fórmula Kampo onas ético[a]	Medicamentos tradicionais ocidentais à base de plantas como medicamento de venda livre[b]
A	Origem ou contexto da descoberta, condições de utilização em países estrangeiros	1	Origem ou contexto da descoberta	×	0	0
		2	Condições de utilização em países estrangeiros	×	0	0
		3	Grupo terapêutico, comparações com outros medicamentos, e	0	0	0

			informações conexas.			
B	Métodos de fabrico, normas e métodos de ensaio	1	Estrutura química, propriedades físico-químicas e informações relacionadas.	×	0	0
		2	Métodos de fabrico	×	0	0
		3	Normas e métodos de ensaio	0	0	0
C	Estabilidade	1	Ensaios de armazenamento a longo prazo	n	0	0
		2	Ensaios em condições severas	×	0	0
		3	Ensaios acelerados	n	0	0
D	Ação farmacológica	1	Farmacodinâmica primária	×	0	0
		2	Farmacodinâmica secundária, Segurança , farmacologia	×	0	0
		3	Outras acções farmacológicas	×	n	n
E	Absorção, distribuição, metabolismo e	1	Absorção	×	0	0
		2	Distribuição	×	0	0
		3	Metabolismo	×	0	0
	d excreção	4	excreção	×	0	0
		5	Bioequivalência	×	×	×
		6	Outros ADME	×	n	N
F	Toxicidade aguda,	1	Toxicidade de dose	×	0	0

	subaguda e crónica, teratogenicidade e outros tipos de toxicidade		única			
		2	Toxicidade por dose repetida	×	0	0
		3	Genotoxicidade	×	0	0
		4	Carcinogenicidade	×	n	N
		5	Toxicidade para a reprodução	×	0	0
		6	Irritação local	×	n	N
		7	Outras toxicidades	×	n	N
G	Estudos clínicos	1	Resultados dos ensaios clínicos	×	0	0

O significa que os dados indicados são necessários. × significa que os dados indicados não são necessários. n indica que a necessidade dos dados indicados é baseada num caso.

[a] Se um medicamento cuja estabilidade durante 3 anos não puder ser estimada através de um teste acelerado, é necessário efetuar um teste de armazenamento a longo prazo. [b] No caso de produtos com novos ingredientes activos.

A Pharmaceuticals and Medical Devices Agency (PMDA), juntamente com a MHLW, confirmará se os ingredientes activos, o conteúdo, a dosagem e a administração e a indicação cumprem as normas de aprovação para garantir a qualidade do produto (Maegawa et al., 2014).

Regulamentação dos produtos à base de plantas ocidentais

O documento "Border line of Pharmaceuticals to Non-Pharmaceuticals" foi publicado pelo MHW em 1971 e revisto em 2013 **(Anónimo, 2013c).** "Application Guideline for Western Traditional Herbal Medi cines as OTC Drugs" foi publicado em 2007 (Anónimo, 2007c). Os requisitos de dados incluem os indicados na tabela.

O resumo dos critérios de aprovação destes medicamentos à base de plantas inclui o estatuto de medicamento de venda livre em certos países ocidentais, segurança e eficácia comprovadas (no caso de os dados serem avaliados num país reconhecido, podem ser utilizados para o processo de aprovação no Japão) (Maegawa et al., 2014).

***

Capítulo 11

Regulamentação dos medicamentos à base de plantas na Índia

Na Índia, o fabrico, a venda, a exportação e a importação de medicamentos à base de plantas são regulados pela Lei das Drogas e dos Cosméticos de 1940. A maioria dos medicamentos tradicionais está disponível como medicamentos de venda livre (OTC).

A duração de uma licença para vender medicamentos à base de plantas por uma farmácia é de cinco anos a partir da emissão/renovação da licença. Para fabricar um medicamento à base de plantas, é necessário apresentar um pedido à autoridade de licenciamento estatal. Após a receção do pedido, a autoridade verificará as declarações e inspeccionará o estabelecimento de fabrico e de ensaio em conformidade com as disposições da regulamentação. Se a autoridade estiver satisfeita, o pedido será enviado à autoridade central de aprovação de licenças e a licença será emitida se os requisitos forem cumpridos. Os requisitos aplicáveis aos empregados de uma unidade de fabrico incluem um licenciado em farmácia ou em química farmacêutica, um licenciado em ciências e um licenciado em medicina.

Requisitos de rotulagem

A rotulagem deve incluir o nome do medicamento, o teor, o nome e o endereço do fabricante, o número da licença de fabrico, o número do lote e o prazo de validade, se for caso disso. Se qualquer preparação contiver pelo menos 3 por cento em volume de álcool, a quantidade de álcool deve ser indicada em termos da percentagem média em volume de álcool absoluto nos produtos acabados.

Drogas mal controladas

Os medicamentos ASU são considerados de marca incorrecta: Se forem coloridos ou revestidos de forma a ocultar os danos ou se parecerem melhores do que o valor terapêutico; Se não estiverem rotulados da forma prescrita; Se o rótulo ou o recipiente que acompanha o medicamento contiver qualquer alegação falsa ou enganosa **(Mukherjee et al., 2007)**.

Medicamentos adulterados

Os medicamentos ASU são considerados adulterados se consistirem em material sujo ou decomposto, se forem preparados, embalados ou armazenados em condições insalubres; se o seu recipiente contiver qualquer substância venenosa ou deletéria; cor diferente da prescrita; substância nociva ou tóxica; se qualquer substância misturada para reduzir a sua qualidade ou força **(Mukherjee et al., 2007).**

Medicamentos falsos

Os medicamentos ASU são considerados espúrios se forem vendidos ou oferecidos sob outro nome, se forem uma imitação ou um substituto de outro medicamento, se o rótulo ou o recipiente ostentar o nome de um indivíduo ou empresa que seja fictício, se tiverem sido substituídos por outro medicamento. O governo central pode proibir o fabrico de ASU se o medicamento implicar qualquer risco para os seres humanos ou para os animais ou se não tiver o valor terapêutico alegado. As normas devem ser cumpridas no fabrico para venda ou distribuição de medicamentos ayurvédicos, siddha e unani **(Mukherjee et al., 2007).**

Importação de fabrico de novos medicamentos para ensaios clínicos ou comercialização

Um medicamento, tal como definido na lei, incluindo uma substância medicamentosa a granel, que não tenha sido utilizado no país, em medida significativa, nas condições prescritas, recomendadas ou sugeridas na sua rotulagem e que não tenha sido reconhecido como eficaz e seguro pela autoridade responsável pela concessão de licenças mencionada na Regra 21 para as alegações propostas.

De acordo com as disposições legais, existem dois tipos de medicamentos ayurvédicos - o medicamento clássico, tal como mencionado nos livros autorizados da Ayurveda, e os medicamentos patenteados. O primeiro grupo de medicamentos é fabricado e designado de acordo com as fórmulas descritas nos textos autorizados, enquanto o segundo grupo de medicamentos utiliza ingredientes referidos nas fórmulas dos textos autorizados, mas com intervenção intelectual, inovação ou invenção para fabricar produtos diferentes dos medicamentos clássicos **(Anónimo, 2013b).**

A Regra da 4.ª Alteração de 2008 relativa a Medicamentos e Cosméticos (Regra 170) classifica os medicamentos tradicionais em quatro categorias para as quais é exigido um estudo clínico: Medicamentos ASU fabricados em conformidade com a fórmula, de acordo com a definição dada na Secção 3(a) do DCA, medicamentos à base de extractos aquosos de plantas medicinais para indicações de acordo com o texto aprovado, medicamentos à base de etnomedicina indiana e medicamentos à base de extractos hidroalcoólicos, enquanto os medicamentos das categorias III e IV necessitam de realizar ensaios clínicos para a concessão de licenças.

Embora os medicamentos ayurvédicos sejam conhecidos pela sua longa história de utilização segura e eficaz, é necessária a validação da segurança e da eficácia através de metodologias científicas e baseadas em provas, para efeitos de aceitabilidade universal, para ganhar a confiança dos profissionais e para proporcionar satisfação aos utilizadores finais dos produtos. Nesta perspetiva, os ensaios clínicos com medicamentos ayuréticos devem ser orientados de acordo com o princípio das Boas Práticas Clínicas. **(Anónimo, 2013b).**

É necessário efetuar estudos não clínicos. As informações fornecidas devem incluir dados relativos à farmacologia e toxicologia não clínicas. Os resultados relevantes devem ser apresentados sob a forma de resumo, indicando a metodologia utilizada, os resultados e uma discussão da relevância das conclusões para os efeitos terapêuticos investigados, para além dos possíveis efeitos desfavoráveis no ser humano.

As informações fornecidas podem incluir os seguintes elementos, consoante o caso:

- Espécies utilizadas
- Número e sexo dos animais em cada grupo
- Dose unitária (mg/kg)
- Intervalo de dose
- Via de administração

- Duração da dosagem
- Duração do acompanhamento pós-exposição
- Resultados, incluindo os seguintes aspectos:
- Natureza e frequência dos efeitos farmacológicos ou tóxicos Gravidade ou intensidade dos efeitos farmacológicos ou tóxicos
- Tempo para o início dos efeitos
- Reversibilidade dos efeitos
- Duração dos efeitos
- Resposta à dose

Se relevante, as secções seguintes devem discutir os resultados mais importantes dos estudos, incluindo a resposta à dose dos efeitos observados, a relevância para os seres humanos e quaisquer aspectos a serem estudados em seres humanos. Se aplicável, devem ser comparados os resultados da dose eficaz e da dose não tóxica na mesma espécie animal (ou seja, deve ser discutido o índice terapêutico). Deve ser abordada a relevância desta informação para a dosagem proposta no ser humano. O estudo toxicológico deve ser efectuado em conformidade com as diretrizes para a avaliação de medicamentos Ayurveda, Siddha e Unani e outros medicamentos tradicionais ou quaisquer outras diretrizes prescritas periodicamente.

Os dados pré-clínicos e as informações clínicas disponíveis sobre o medicamento experimental ASU/patente ou medicamento patenteado devem ser adequados e convincentes para apoiar o estudo clínico proposto de acordo com as diretrizes.

Para a realização de ensaios clínicos, é também necessário um resumo dos resultados de estudos não clínicos que possam ter significado clínico e de estudos clínicos relevantes para o estudo, bem como referências bibliográficas. A segurança da intervenção proposta e de qualquer fármaco a testar, incluindo os resultados de investigação laboratorial e animal relevante, também deve ser estabelecida **(Anónimo. 2013b).**

De acordo com a regra, nenhum medicamento novo pode ser importado/fabricado, exceto ao abrigo e em conformidade com a autorização concedida pela autoridade responsável pela concessão de licenças. O pedido de autorização de importação de um novo medicamento deve ser apresentado à autoridade competente para a concessão de licenças. Ao apresentar um pedido de autorização, o importador de um novo medicamento deve fornecer os dados constantes do Apêndice I do Anexo Y, incluindo os resultados dos ensaios clínicos locais efectuados em conformidade com as diretrizes especificadas nesse anexo, e apresentar o relatório desses ensaios clínicos no formato constante do Apêndice II do referido anexo. Desde que a apresentação dos requisitos relativos à toxicologia, aos estudos de reprodução, aos estudos teratogénicos, aos estudos perinatais, à mutagenicidade e à carcinogenicidade possa ser modificada ou flexibilizada no caso de novos medicamentos aprovados e comercializados há vários anos noutros países, se se considerar que existem provas publicadas adequadas sobre a segurança do medicamento, sem prejuízo das outras disposições das presentes normas. De acordo com a regra, nenhum ensaio clínico de um novo medicamento, quer se trate de uma investigação clínica ou de uma experiência clínica realizada por uma instituição, pode ser efectuado sem a autorização, por escrito, da autoridade responsável pela concessão da licença. Um pedido de autorização para a realização de: a) ensaios clínicos em seres humanos (Fase I) de um novo medicamento deve ser apresentado à autoridade responsável pela concessão de licenças no formulário 44, acompanhado de uma taxa de cinquenta mil rupias e das informações e dados exigidos no Anexo Y; b) ensaios clínicos exploratórios (Fase II) de um novo medicamento deve ser efectuado com base nos dados resultantes do ensaio da Fase I; c) ensaios clínicos de confirmação (Fase III) de um novo medicamento deve ser efectuado com base nos dados resultantes da Fase II e, se necessário, nos dados resultantes da Fase I. A autoridade responsável pela concessão da licença, depois de satisfeita com os ensaios clínicos, concede a autorização (Anónimo, 2016j).

Modelos de certificados emitidos por organismos reguladores relacionados com o fabrico e as BPF

[FORM 25-F
[See Rule 70]
[Licence to manufacture for sale or for distribution of] drugs specified in Schedule X and not specified in Schedules C and C(I).

1. .... of .... is hereby licensed to manufacture at the premises situated at .... the following drugs specified in Schedule X to the Drugs and Cosmetics Rules, 1945.
2. Name of drugs.
3. Names of approved [competent technical staff]
4. The licence authorizes the sale by way of wholesale dealing and storage for sale by the licensee of the drugs manufactured under the licence subject to the onditions applicable to licence for sale.
5. The licence shall be in force .... To ....

6. The licence is subject to conditions stated below and to other conditions as may be specified in the rules for the time being in force under the Drugs and Cosmetics Act, 1940.

Date of issue ....
Licence No. ....

Signature ....
Designation.......................
[*Licensing Authority *Central Licence Approving Authority

[FORM 26-E-1
(See Rule 157 155-B)
(Certificate of Good Manufacturing Practices (GMP) to manufacture of Ayurveda, Siddha or Unani drugs):

Certified that manufacturing unit licensee, namely ....situated at .... State .... Licence No. .... comply with the requirements of Good Manufacturing Practices of Ayurveda-Siddha-Unani drugs as laid down in Schedule T of the Drugs and Cosmetic Rules, 1945.
This certificate is valid for a period of three years.

Dated :
Place :

Signature
Designation
Licensing Authority for Ayurveda/ Siddha/ Unani Drugs.].

O Ministério da AYUSH é a autoridade governamental que regula a medicina indiana. No ano de 2010, o Departamento de AYUSH publicou o Protocolo de Ensaio de Medicamentos Ayurvédicos, Siddha e Unani, que descreve os requisitos de ensaio qualitativos e quantitativos para garantir a qualidade e a segurança dos medicamentos ASU.

A Matéria Médica Indiana inclui cerca de 2000 medicamentos de origem natural, quase todos eles derivados de diferentes sistemas tradicionais e práticas folclóricas. A AYUSH dá instruções a todas as autoridades estatais responsáveis pela concessão de licenças de medicamentos para que tomem medidas contra os fabricantes de medicamentos ASU em falta, com vista à revogação das suas licenças ao abrigo das regras 157, 158 e 159 das Regras sobre Medicamentos e Cosméticos de 1945, por incumprimento das Boas Práticas de Fabrico notificadas ao abrigo do Anexo "T" das

Regras sobre Medicamentos e Cosméticos de 1945.

Lei dos Medicamentos Tradicionais à Base de Plantas, 2006

A lei relativa aos medicamentos tradicionais à base de plantas de 2006 foi introduzida no Parlamento indiano em maio de 2006 para regular a venda dos medicamentos tradicionais à base de plantas que estão a ser comercializados sem qualquer licença e controlo, sob a capa de serem fabricados através de fórmulas previstas nos textos antigos, e para prever a listagem e verificação obrigatórias dos ingredientes dos medicamentos tradicionais à base de plantas e para questões conexas e acessórias **(Anónimo, 2006d).**

Nos termos da lei, nenhum medicamento tradicional à base de plantas pode ser vendido ou disponibilizado sem receita médica. Todos os retalhistas ou vendedores de medicamentos tradicionais à base de plantas têm de obter uma licença para vender medicamentos tradicionais à base de plantas junto da Autoridade, de acordo com as modalidades prescritas. Todos os fabricantes de medicamentos tradicionais à base de plantas devem enumerar os ingredientes de cada medicamento na embalagem do mesmo, juntamente com a sua quantidade exacta. Todos os fabricantes de medicamentos tradicionais à base de plantas devem indicar na embalagem do medicamento, de forma clara e audaciosa, quaisquer efeitos secundários e avisos de contra-indicações, de acordo com as prescrições **(Mukherjee et al., 2007).**

Conteúdos Heavy Metal

Em outubro de 2005, o governo indiano introduziu regulamentos que tornam obrigatórios os testes de metais pesados, nomeadamente arsénio, chumbo, mercúrio e cádmio, para a exportação de cada lote de medicamentos ASU exclusivamente à base de plantas. Os limites admissíveis para o arsénio, o chumbo e o cádmio são os recomendados na publicação da OMS "*Quality Control Methods for Medicinal Plants & Materials*" **(Mukherjee et al., 2007).** Os limites admissíveis de chumbo, mercúrio, arsénio e cádmio nos medicamentos ASU estabelecidos pelo Governo da Índia são de 10,1,3 e 0,3 ppm, respetivamente (Lohar, 2010).

Informação sobre o produto para registo de acordo com as orientações da OMS para a regulamentação dos medicamentos à base de plantas na região do Sudeste Asiático **(Anónimo, 2003b).**

Lista quantitativa dos ingredientes	Nome da marca	Contra-indicações
Fórmula completa do produto	Dosagem	Avisos
Um conjunto contendo rótulos, panfleto, caixa de cartão e embalagem de venda de amostras para medicamentos à base de plantas importados	Forma de dosagem	Precauções
Dados do(s) fabricante(s) e do(s) montador(es)	Indicações	Principais interações medicamentosas, se possível
Licença do fabricante ou certificado da autoridade reguladora dos medicamentos	Modo de administração; duração da utilização	Data de fabrico; Prazo de validade do produto Número de lote
Notificação prévia de exportação e certificado de venda livre do medicamento à base de plantas da autoridade competente	Efeitos adversos, caso existam.	Estado de armazenamento

O Conselho Nacional das Plantas Medicinais foi criado para a conservação e utilização sustentável das plantas medicinais pela Comissão de Planeamento, por resolução do Conselho de Ministros de 24 de novembro de 2000. O ministério indiano também assumiu a tarefa de desenvolver normas farmacopeicas através de comités da farmacopeia, nomeadamente o Comité da Farmacopeia Ayurvédica (APC), o Comité da Farmacopeia Unani (UPC), o Comité da Farmacopeia Siddha (SPC) e o Comité da Farmacopeia Homoeopática (HPC) **(Mukherjee et al., 2007).**

***

Conclusão

A medicina herbácea pode satisfazer os cuidados de saúde primários de uma população, se for tratada cientificamente. A escassez de fundos de investigação e de apoio científico torna esta tarefa impossível para muitos países em desenvolvimento. Políticas rigorosas de regulamentação, regresso ao mercado e liberdade são também factores limitantes importantes. Não é surpreendente que as empresas farmacêuticas modernas tenham menos interesse na medicina herbal. Apesar disso, devem ser tomadas medidas a nível internacional para promover a medicina botânica.

Têm de ser desenvolvidas autoridades e orientações de monitorização internacionalmente aceites para monitorizar a investigação e o desenvolvimento da fitoterapia a nível mundial. As BPL são um sistema de qualidade que diz respeito ao processo organizacional e às condições em que os estudos não clínicos de segurança para a saúde e o ambiente são planeados, realizados, monitorizados, registados e arquivados. Os resultados dos laboratórios certificados BPL são aceites internacionalmente. Este tipo de acções permite reduzir os custos envolvidos, evitando a repetição de procedimentos de ensaio de acordo com as normas de diferentes países.

Os sistemas médicos tradicionais têm um fundo filosófico que os torna mais difíceis de definir. Este quebra-cabeças só pode ser resolvido se as autoridades nacionais competentes tomarem medidas para desenvolver métodos de tratamento quantitativos e normalizados para as medicinas tradicionais. Além disso, é o momento certo para desenvolver normas internacionais e sistemas de controlo para a credibilidade destas monografias.

***

Referências

1. Anónimo, (1980). Guia de aplicação para formulação ética de Kampo. notificação de yakushin no. 804 anexo 25 de junho, Japão. Recuperado de ■ http://www.japal.org/contents/ 19800625_804.pdf-

2. Anónimo, (1985). Diretrizes sobre os requisitos de dados para a formulação ética de Kampo. Notificação de yakushin no.120 anexo 31 de maio, Japão.

3. Anónimo. (1992). *Métodos de Controlo de Qualidade para Materiais de Plantas Medicinais* (pp. 1-135). Genebra: Organização Mundial de Saúde.

4. Anónimo. (1994). *Lei de saúde e educação sobre suplementos alimentares* de 1994. 103° Congresso. Pub. L. 103-417. 108 Stat/4325-4335, Biblioteca do Congresso, Washington, DC.

5. Anónimo. (1996a). *Guidelines for the assessment of herbal medicines WHO Technical Report Series* (pp.863; 1-185). Genebra: Organização Mundial de Saúde.

6. Anónimo. (1996b). *Garantia de qualidade dos produtos farmacêuticos: A Compendium of Guidelines and Related Materials, Good Manufacturing Practices and Inspection, Vol 2(pp.1-389)*. Genebra: Organização Mundial de Saúde.

7. Anónimo. (1998). *Métodos de controlo de qualidade para materiais de plantas medicinais (pp.122)*. Genebra: Organização Mundial de Saúde.

8. Anónimo. (1999). *Monografias da OMS sobre plantas medicinais selecionadas* (pp.1-289). Genebra: Organização Mundial de Saúde.

9. Anónimo. (2000a). *Diretrizes gerais para metodologias de investigação e avaliação da medicina tradicional* (pp.1-71). Genebra: Organização Mundial de Saúde.

10. Anónimo. (2000b). *Regulamentos da Food and Drug Administration (FDA) sobre declarações feitas para suplementos alimentares relativas ao efeito do produto na estrutura ou função do corpo,* Vol-65 (pp.1000-1050). Registo Federal, FDA, EUA. Retirado de http://www.fda.gov/OHRMS/DOCKETS/98fr/010600a.txt

11. Anónimo. (2002a). *Monografias da OMS sobre plantas medicinais selecionadas, Vol-2* (pp.1-357). Genebra: Organização Mundial de Saúde.

12. Anónimo, (2002b). *The importance of Pharmacovigilance: safety monitoring of medicinal products (pp.*1-48). Genebra: Organização Mundial de Saúde.

13. Anónimo, (2003a). *Guia de boas práticas de armazenamento para produtos farmacêuticos*. Comité de Peritos da OMS sobre Especificações para Preparações Farmacêuticas (Série de Relatórios Técnicos da OMS, n.º 908) Trigésimo sétimo relatório (pp.125-136). Genebra: Organização Mundial de Saúde.

14. Anónimo, (2003b). *Guidelines for the regulation of herbal medicines in the south-east Asia region (pp.1-22).*Regional workshop on the regulation of herbal medicine, Bangkok, New Delhi:World Health Organization.

15. Anónimo, (2003c). *Good manufacturing practices for pharmaceutical products: main principles (WHO Technical Report Series, No. 908)* (pp.1-125), WHO expert committee on specifications for pharmaceutical preparations-Thirty- seventh report. Genebra: Organização Mundial de Saúde.

16. Anónimo, (2003d). *Diretrizes da OMS sobre boas práticas agrícolas e de recolha no terreno (GACP) para plantas medicinais (pp.1-69).* Genebra: Organização Mundial de Saúde.

17. Anónimo,(2003e). *Good trade and distribution practices for pharmaceutical starting materials (WHO Technical Report Series, No. 917) (pp.235-264) WHO expert committee on specifications for pharmaceutical preparations-thirty-ighth report.* Genebra: Organização Mundial de Saúde.

18. *Anónimo, (2004a). Diretiva 2004/24/CE do Parlamento Europeu e do Conselho, de 31 de março de 2004, que altera, em relação aos medicamentos tradicionais à base de plantas, a Diretiva 2001/83/CE que estabelece um código comunitário relativo aos medicamentos para uso humano. Jornal Oficial da União Europeia.* 136: 85-90.

19. Anónimo, (2004b). Diretrizes para o desenvolvimento de informação ao consumidor sobre a utilização adequada da medicina tradicional, complementar e

alternativa (pp.1-87). Genebra: Organização Mundial de Saúde.

20. *Anónimo, (2005). Política nacional sobre medicina tradicional e regulamentação dos medicamentos à base de plantas* (pp.1-156*)*. Genebra: Organização Mundial de Saúde.

21. *Anónimo, (2006a). Boas práticas de fabrico: orientações suplementares actualizadas para o fabrico de medicamentos* à base de *plantas (pp.1-71). Comité de peritos da OMS sobre especificações para preparações farmacêuticas. Quadragésimo* relatório. Genebra: Organização Mundial de Saúde.

22. Anónimo, (2006b). *Farmacopeia internacional,* 4ª ed., *Vol. 1.* Genebra: Organização Mundial de Saúde.

23. Anónimo, (2006c). *Farmacopeia Internacional,* 4ª ed., *Vol. 2.* Genebra: Organização Mundial de Saúde.

24. *Anónimo, (*2006d). *Projeto de lei relativo aos medicamentos tradicionais à base de plantas (regulamentação da venda e ensaio obrigatório baseado em provas). Obtido de* http://rajyasabha.nic.in/bills-lsrs2006/XXXVIII_2006.pdf (acedido em 12-2-2016)

25. Anónimo, (2007a). *Diretrizes da OMS para avaliar a qualidade dos medicamentos à base de plantas com referência a contaminantes e resíduos* (pp.1-89). Genebra: Organização Mundial de Saúde.

26. Anónimo, (2007b). *Diretrizes da OMS sobre boas práticas de fabrico (BPF) para medicamentos à base de plantas (pp.192).* Genebra: Organização Mundial de Saúde.

27. Anónimo, (*2007c). Guia de aplicação para medicamentos tradicionais à base de plantas ocidentais como medicamentos de venda livre*, notificação de yakusyokushinsahatsu n.º 0322001 de 22 de março, Japão. Obtido de

■ http://www.pmda.go.jp/operations/notice/2007/file/0322001 .pdf- .

28. Anónimo, (2011). *Relatório de progresso sobre a década da medicina tradicional*

na região de África (pp.1-17). Genebra: Região Africana da OMS (AFRO),

29. Anónimo, (2012). *BPF para produtos Kampo*, Aviso Administrativo de 16 de fevereiro, Japão. Recuperado de

■ http://www.pmda. go.jp/kijunsakusei/file/guideline/quality/s houyaku-kanri_ jimu.pdf- .

30. Anónimo, (2013a). *Estratégia de Medicina Tradicional da OMS 2014-2023* (pp.1-70). Genebra: Organização Mundial da Saúde.

(Necessidade de alterar 2013 para 2013 a)

31. Anónimo, (2013b). Diretrizes de boas práticas clínicas para ensaios clínicos em Ayurveda, Siddha e Unani Medicine (pp. 1116). Governo da Índia, Nova Deli: Departamento de *AYUSH.*

32. Anónimo, (2013c). Fronteira entre produtos farmacêuticos e não farmacêuticos, Notificação do yakuhatsu n.º 0710-2 de julho de 2010, Japão. Recuperado de

■ http://www.japal.org/contents/pdf/ aviso/20130710_0710- 2-46.pdf- .

33. Anónimo, (2015a).*Sistemas e produtos de saúde, Medicamentos, Procedimentos de autorização de introdução no mercado.* Direção-Geral da Saúde e da Segurança dos Alimentos da Comissão Europeia. Volume 2A. Retirado de http://ec.europa.eu/health/files/eudralex/vol-

2/a/vol2a_chap1_201507.pdf (Acedido em 12-01-2016)

34. Anónimo, (2015b*). Diretrizes regulamentares australianas para medicamentos complementares. Departamento de Saúde da Comissão de Bens Terapêuticos*, Austrália. Obtido de

https://www.tga. gov.au/publication/australian-regulatory- guidelines-complementary-medicines-argcm (Acedido em 212-2015)

35. Anónimo, (2016a). *Orientações para a indústria sobre produtos de medicina complementar e alternativa e regulamentação pelos alimentos e sua regulamentação.*

Recuperado de http://www.fda.gov/Ohrms/dockets/98fr/06d-0480- gld0001.pdf (Acedido em 4-01-2016).

36. Anónimo, (2016b). *Caminho para o licenciamento de produtos naturais de saúde que fazem alegações de saúde modernas v1.0, v1.0*. Health Canada. Canada. Recuperado de

http://pharmexcil.com/ayush/canada/ix.pdf (Acedido em 401-2016).

37. Anónimo, (2016c). *Regulatory Situation of Herbal Medicines-A worldwide Review*. Recuperado de http://apps.who. int/medicinedocs/pdf/whozip57e/whozip57e.p df (Acedido em 1-1-2016).

38. Anónimo, (2016d).

http://www.cmd.gov.hk/html/eng/important_info/regulation.ht ml (Acedido em 5-03-2016)

39. Anónimo, (2016e). http://www.hc-sc.gc.ca/dhp- mps/prodnatur/about-apropos/index-eng.php#a1 (Acedido em 20-01-2016)

40. Anónimo, (2016f).

http://www.who. int/medicines/areas/traditional/definitions/en/ (Acedido em 7-01-2016)

41. Anónimo, (2016g).

https://www. gov.uk/government/publications/list-of-banned- or-restricted-herbal-ingredients-for-medicinal-use/banned- and-restricted-herbal-ingredients (Acedido em 1-3-2016).

42. Anónimo, (2016h). https://www. gov.uk/guidance/apply- for-a-traditional-herbal-registration-thr(Acedido em 20-012016)

43. Anónimo, (2016i). http://www.who-

umc.org/graphics/24727.pdf. (Acedido em 05-04-2016)

44. Anónimo, (2016j). *Lei das Drogas e Cosméticos, 1940 (pp.1-617)*. Governo da

Índia. Obtido em http://apps.who. int/medicinedocs/documents/s20107en/s2010 7en.pdf (acedido em 10.04.2016)

45. Bandaranayake, W. M. (2006). Quality control, screening, toxicity, and regulation of herbal drugs, In Ahmad I., F.Aqil ., & M. Owais (Eds.) *Modern Phytomedicine. Turning Medicinal Plants into Drugs* Weinheim: Wiley-VCH GmbH & Co. KGaA. 25-57.

46. Barnes, P.M., Powell-Griner, E., McFann, K. & Nahin, R.L. (2012). Uso de medicina complementar e alternativa entre adultos: United States., *Adv Data*, 343:1-19.

47. Barrett, M. (2004). *The Handbook of clinically tested herbal remedies, vol 1(pp.1-429)*. Philadelphia: The Haworth Press.

48. Bensoussan, A, Talley, N.J, Hing, M., Menzies, R, Guo, & Ngu, A. M. (1998). Treatment of irritable bowel syndrome with Chinese herbal medicine: a randomized controlled trial. *Journal of American Medical Association*. 280:1585-9.

49. Bent, S. & Ko, R. (2004). Medicamentos à base de plantas comumente usados nos Estados Unidos: uma revisão. *The American journal of medicine,* 116:478-485.

50. Carvalhoa , A.C.B., Santos, L.A., & Silveirac, D. (2014). Organização sistemática da informação sobre plantas medicinais: uma proposta de modelo de monografia. *Revista brasileira farmacognosia*. 24:80-88.

51. Chalut, D. (1999). Riscos toxicológicos dos remédios à base de plantas. *Pediatria e saúde infantil*. 4: 536-538.

52. Chan, T.Y. (1997). Controlo da segurança dos medicamentos à base de plantas. *Segurança dos medicamentos* 17: 209-215.

53. Chaudhry, R.D. (1996). *Regulatory requirements. herbal dug industry-A practical approach to industrial pharmacognosy* (1st ed.) (pp.537-546). Nova Deli: Eastern Publishers.

54. Cragg, G.M. & Newman, D.J. (2005). As plantas como fonte de agentes

anticancerígenos. *Journal of Ethnopharmacology,* 100: 7279.

55. De Smet, PA. (1995). Health risks of herbal remedies. *Drug Safety,* 13:81-93.

56. Ekor, M. (2014). A crescente utilização de medicamentos à base de plantas: questões relacionadas com reacções adversas e desafios na monitorização da segurança. *Fronteiras em Farmacologia*, 4: 1-10.

57. Ernst E., Cohen M.H., & Stone J. (2004). Problemas éticos que surgem na medicina complementar e alternativa baseada em evidências. *Journal of Medical Ethics,* 30:156-159.

58. Farnsworth, N.R., Akerele, O., Bingel, A.S., Soejarto, D.D., & Guo, Z. (1985). Plantas medicinais em terapia. *Boletim da Organização Mundial de Saúde*, 63:965-981.

59. Fan T.P., Deal G., Koo H.L., Rees D., Sun H., Chen S., Dou J.H., Makarov V.G., Pozharitskaya O.N., Shikov A.N., Kim Y.S., Huang Y.T., Chang Y.S., Jia W., Dias A., Wong V.C.W., Chan K. (2012) Desenvolvimento futuro da regulamentação global dos produtos à base de plantas chineses. *Journal of Ethnopharmacology,* 140: 568-586.

60. Goda, Y., Takeda, T., Kiuchi, F., Nakai, Y., Sasaki, H., Shiomoto, H., Sasaki, H., Kato, T., Arai, I. & Akiba, S. (2008). Terminologia Recomendada para Produtos Kampo, Produtos Convencionais de Drogas Brutas e Drogas Brutas (Parte 1).*The Japanese Journal of Pharmacognosy*, 62:80-90.

61. Goda, Y., (2011). Kamposeizai to syoyakuseizai no chigai wo shiru. *Cyozai to Jyoho, 17:* 1723-1726.

62. Goda, Y & Hakamatsuka, T. (2013). The Guide Book of The Approval Standards for OTC Kampo Products (nova edição) In: JKMA (Ed.), Tóquio:JIHOInc.

63. Grifo, F, & Rosenthal, J. (1997). The origins of prescription drugs. In Grifo F, Rosenthal J. (Eds.) *Biodiversity and human health* (pp. 131-163).Island Press: Washington DC.

64. Hakamatsuka, T. (2011). Ippanyokamposeizai no "syoninkijyun". *Cyozai to*

Jyoho 17:1739-1743.

65. Harvey, AL. (2008). Produtos naturais na descoberta de medicamentos. *Drug Discovery Today*, 13:894-901.

66. Kamboj, V.P. (2000). Herbal Medicine. *Ciência Atual*, 78:35-39.

67. Kunle ,O.F., Egharevba, H.O., & Ahmadu, P.O. (2012). Padronização de medicamentos à base de plantas - uma revisão. *Revista Internacional de Biodiversidade e Conservação*, 4:101-112.

68. Li. W. (2002). Medicamentos Botânicos: Um futuro para os medicamentos à base de plantas. *Journal of Contemporary Health Law & Policy*, 19:117-172.

69. Liu, F.X., & Salmon, J.W. (2010). Regulamentação da medicina herbal na China, Alemanha e Estados Unidos. *Medicina Integrativa*, 9: 54-61.

70. Lohar , D. R. (2010). Protocol for Testing Ayurvedic, Siddha & Unani Medicines, 1st Ed(pp.1-200). Pharmacopoeial Laboratory for Indian Medicines, Ghaziabad: Departamento de AYUSH.

71. Maegawa, H., Nakamura, T & Saito, K. (2014). Regulamentação dos medicamentos tradicionais à base de plantas no Japão. *Journal of Ethnopharmacology*, 158; 11-515.

72. Mukherjee, P.K.(2002). *Quality Control of Herbal drugs*.1st Edition (pp 113-117), New Delhi: Business Horizons.

73. Mukherjee, P.K., Venkatesh, M., & Kumar, V. (2007). Uma visão geral sobre o desenvolvimento da regulamentação e controlo das plantas medicinais e aromáticas no sistema de medicina indiano. *Boletin Latinoamericano y del Caribe de Plantas Medicinales yAromâticas*, 6: 129-136.

74. Munyaradzi, M. (2011). Os dilemas éticos na cura espiritual e na medicina herbal: Uma análise crítica da moralidade da publicidade à medicina tradicional nas sociedades urbanas da África Austral. *Jornal Médico Pan-Africano,* 10:1-6

75. Nakata, K. (2000). *Kampo no rekishi to Kampoyaku no tokutyo*, In:JPEC(Ed.),

Textbook for the Kampo and Natural Medicines. JPEC, Tóquio, pp.69-79.

76. Newman, D.J., Cragg, G.M. & Snader, K.M. (2003). Natural products as sources of new drugs over the period 1981-2002. *Journal of Natural Products.* 66: 1022-1037.

77. O'Brien, M.M., Kiely, M., Harrington, K.E., Robson, P.J., Strain, J.J., & Flynn, A. (2001). The North/South Ireland food consumption survey: vitamin intakes in 18-64-yearold adults. *Public Health Nutrition.* 4: 1069-79.

78. Patel, V., & Patel, N.M. (2011). Revisão sobre qualidade, segurança e legislação para produtos à base de plantas. *Jornal Internacional de Investigação em Ayurveda e Farmácia, 2:1486-1489.*

79. Paul, A. (1997). Uma questão de normas: Os regulamentos sobre medicamentos à base de plantas criam controvérsia nas culturas. *Toxi-Logic,* 22:41-42.

80. Saito, H. (2000). Regulamentação dos medicamentos à base de plantas no Japão. *Pharmaceutical Research,* 41: 515-519.

81. Shetti, S., Kumar, C.D., Sriwastava, N.K. & Sharma, I.P.(2011). Farmacovigilância de medicamentos à base de plantas: Current state and future diretions. *Revista Pharmacognosy*, 7:6973.

82. Soleck, R.S., & Shanidar, I.V. (1975). Um enterro de flores de Neanderthal no norte do Iraque. *Science,* 190:880 - 881.

83. Spigelblatt, L, Laine-Ammara, G, Pless, I.B. & Guyver A. (1994). The use of alternative medicine by children. *Pediatrics*, 94:811-814.

84. Stein R.A. & Oz M.C. (2004). *Medicina cardiovascular complementar e alternativa* (pp.1-278). Totowa, New Jersey :Human Press Inc..

85. Sushma, G., Debnath, S., Kumar, C.S., & Chandu, A.N. (2011). Qualidade e assuntos regulamentares de medicamentos à base de plantas: A world-wideReview. *Indo American Journal of Pharmaceutical Research.* 1:389-39.

86. Tambe, S.S., Deore, S., Ahire,P.P. & Kadam V.B.(2012). Determinação do teor

de lípidos e alcalóides em algumas plantas medicinais da região de Marathwada em Maharashtra. *Jornal Internacional de Investigação Farmacêutica e Biociências,* 1: 195202.

87. Verma, N. (2013). Medicamentos à base de plantas: regulamentação e prática na Europa, Estados Unidos e Índia. *Revista Internacional de Medicina Herbal*. 1: 1-5.

88. Wills, R. & Stuart, D. (2000). Efeito do manuseamento e armazenamento de alquilamidas e ácido cichórico em *Echinacea purpurea*. *Journal of the Science of Food and Agriculture*, 80: 1402 - 1406.

89. Young, J.H. (1995). Federal Drug and Narcotic Legislation (Legislação Federal sobre Drogas e Estupefacientes). *Pharmacy in History* 37: 59-67.

***

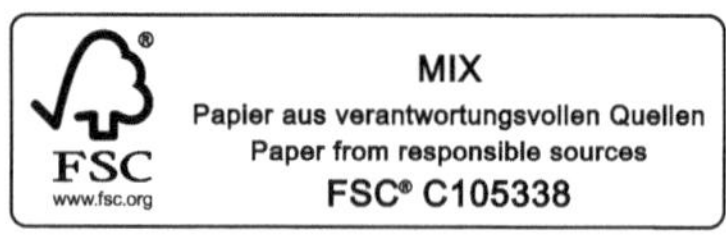

Printed by Books on Demand GmbH, Norderstedt / Germany